からだのキセキ・
のびのび探究
シリーズ

悩み・ときめく
心臓

監修 **増谷 聡**
埼玉医科大学総合医療センター総合周産期母子医療センター
小児循環器部門准教授

編著 **WILL こども知育研究所**

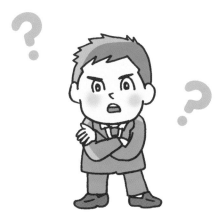

保育社
HOIKUSHA

はじめに

キミは、自分の体のことをどのくらい知っているだろうか。
血液型、エックス線写真で見る骨や肺の形、
健康診断で測る身長や体重、スポーツテストの結果、
毎日のびる髪の毛やつめ、うんちやおしっこ、
おでこのニキビ、転んですりむいた傷、むし歯や歯並び……。
自分のことなのに、簡単に見る・知ることができる部分は、
じつはそれほど多くない。

身近なようで、意外に知られていない体のしくみ。
生きていくなかで、ふとした瞬間に、
「なぜ?」「どうして?」と疑問に思うことも、きっと少なくないはずだ。
大人の体へと大きく変化している思春期であればなおさらだろう。
この本では、そんな体に関する素朴な疑問を
「心臓」を切り口に、医学の視点から解説していく。

楽しくて不思議な、人間の"からだのキセキ"を探究してみよう!

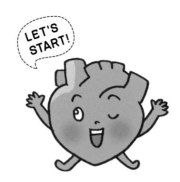

LET'S START!

目次 contents

キャラクター紹介
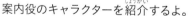

この本で、"からだのキセキ"を探究する中学生の仲間たちと、案内役のキャラクターを紹介するよ。

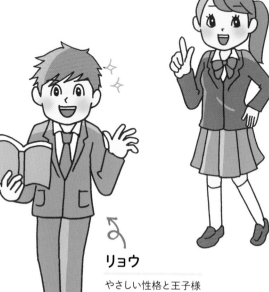

リン

中学2年生。成績優秀で物知りな理系女子。面倒見がよく、同級生の間でもお姉さん的な存在。

リョウ

やさしい性格と王子様っぽいルックスで、女子にモテモテの中学2年生男子。勉強はできるが、運動は苦手。

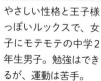

心臓の案内役

ハートくん

ソウタ

サッカー部に所属するスポーツ男子。言動はぶっきらぼうだが、根はやさしい。リンやリョウと同じ中学2年生。

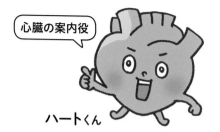

1

心臓のしくみと
はたらき

体の中で、休むことなくはたらいている心臓。

ドキドキという鼓動や脈拍を感じることはあるけれど、

そのしくみはどうなっている? 改めて考えてみよう。

心臓って、どこにあるの？

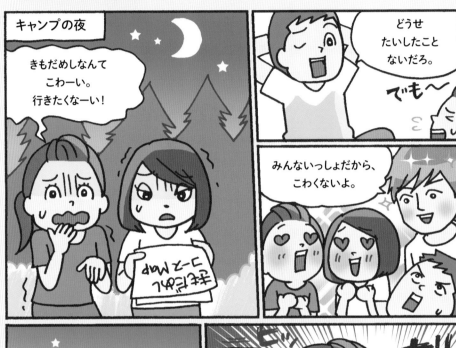

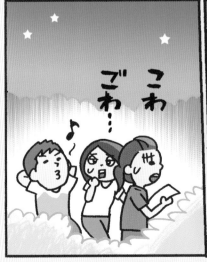

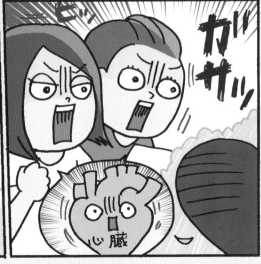

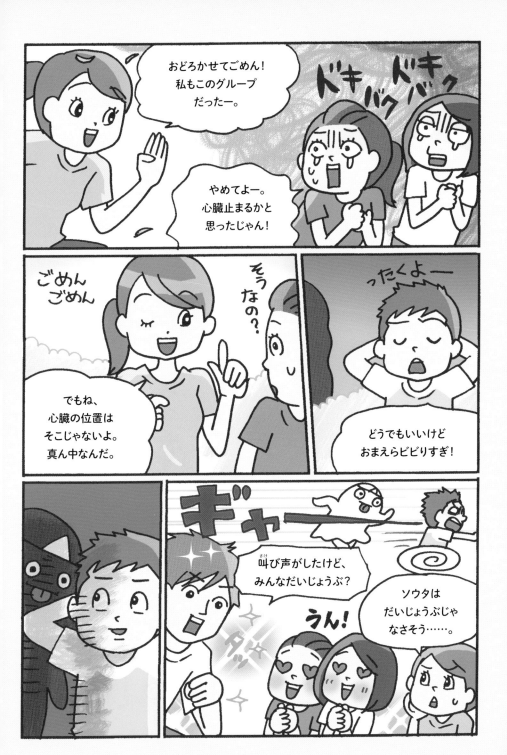

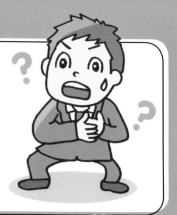

Q ドキドキするのは
絶対に左側！
心臓って左胸に
あるんでしょ？

Ⓐ 心臓はここ！ 胸のほぼ真ん中！

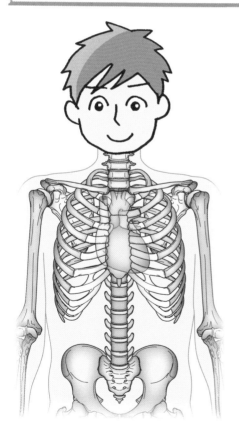

　イラストなどにえがかれるハート形の心臓は、たいてい胸の左側にある。ドキドキする感覚も左胸のあたりに感じるので、心臓が左胸にあると思っている人は少なくない。しかし心臓は、じつは胸のほぼ真ん中で左右の肺にはさまれている。正確にいうと、心臓の先端（せんたん）はやや左側にある。

♥ 心臓のプロフィール

（大人の平均的なサイズ）

縦の長さ	約14cm
横幅（よこはば）	約10cm
厚さ	約8cm
重さ	約250g

【特徴（とくちょう）】 にぎりこぶし大で、ほぼ筋肉のかたまり。全身に血液を送り続ける、不眠不休（みん）のポンプ。

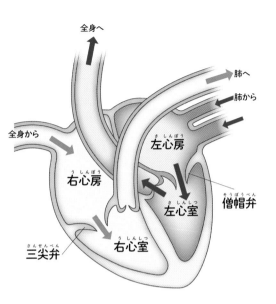

図の中のラベル：
全身へ／肺へ／肺から／全身から／左心房（さしんぼう）／右心房（うしんぼう）／僧帽弁（そうぼうべん）／左心室（さしんしつ）／三尖弁（さんせんべん）／右心室（うしんしつ）

心臓の中はどうなっている？

心臓の内部は、4つの部屋に分かれている。心臓の中で「向かって右」ではなく、自分にとって、より右側にあるのが、**右心房**と**右心室**。左側にあるのが**左心房**と**左心室**だ。

右心房と右心室は、全身をめぐってもどってきた血液を、肺へ送り出すためのポンプ。左心房と左心室は、肺からもどってきた酸素と栄養をふくむ血液を、全身へと送り出すためのポンプなんだ。

左心室（さしんしつ）は大きくて強い

心室は心房よりも強いポンプだ。右心室も左心室も、心臓のほぼ左側にある。収縮したときに、その先端が左胸をたたくようになるため、手で胸にふれたときに感じるドキドキという鼓動も、左側で感じられるのだ。

左心室は、左心房から送りこまれた血液を体のすみずみにまで届けるため、肺へ血液を送るだけの右心室よりも、強い力で収縮する必要がある。そのため、活動量の多い**左心室を囲む筋肉は、右心室の約2～3倍**もの厚さだ。厚く大きな筋肉が強く収縮する。

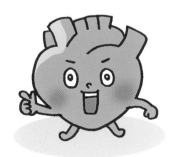

心臓は胸のほぼ真ん中にあるが、強いポンプである心室のほとんどが左側にあるのだ！

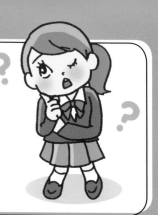

Q 心臓が止まるほど
びっくりしたとき、
本当に心臓は止まる？

Ⓐ どんなにおどろいても、止まらない!?

心臓が止まることは、生命の危機に直結する。だから、心臓は私たちの意志とは無関係に、常に動き続けるようにできている。心臓自身が電気信号を発生させて、自動的に動いているのだ（41ページ）。24時間、365日、どんなにおどろいても、意識を失ったときでさえも、通常は心臓は止まることなく、規則正しく収縮を続けている。

心臓は、ほぼ筋肉のかたまりだが、この筋肉は心臓だけにある、「心筋（しんきん）」という特別な筋肉。腕（うで）や足などにある「骨格筋」という筋肉とはちがって、自分の意志で動かすことはできない。

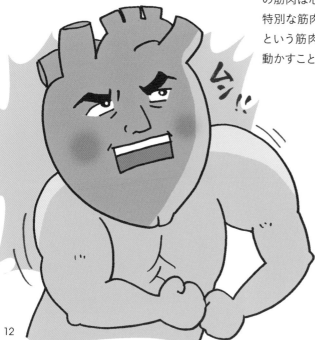

不眠（ふみん）不休で動き続ける
筋肉のかたまり。
それが心臓だ!

ノンストップで
動き続けられるのはなぜ？

　心筋には、すべての細胞が同じリズムで休みなく動き、しかもつかれないという特徴がある。

　腕や足などの**骨格筋**は、運動を続けると酸素が不足して疲労物質がたまり、つかれてしまう。心筋は骨格筋とちがって、細胞の外から収縮に必要なカルシウムイオンをとりこんで、効率よく収縮できる。そのうえ、心臓をとり巻く**冠動脈（冠状動脈）**という太い血管から、常にたくさんの酸素を受けとれるようになっている。そうした特徴もあって、ノンストップで動き続けてもつかれないのだ。

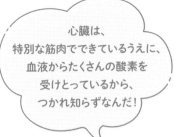

心臓は、特別な筋肉でできているうえに、血液からたくさんの酸素を受けとっているから、つかれ知らずなんだ！

■ 筋肉の種類

	骨格筋	心筋	平滑筋
体のどの部分にある？	腕や足など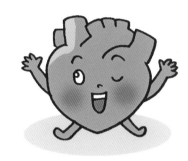	心臓だけ	内臓や血管の壁
組織の特徴	細胞は長い繊維状。骨にくっついているため、姿勢を保ったり、骨を動かして体を動かしたりすることができる。	すべての心筋が協調して規則正しく動き、心臓を拍動させる。	細胞同士が密着してゆるやかに刺激を伝え合うことで、ゆっくりと動く。わずかなエネルギーしか消費しない。
自分の意志で動かせる？	動かせる。＝**随意筋**	動かせない。＝**不随意筋**	

13

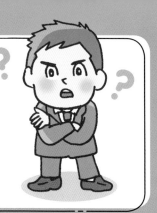

Q 走ったときや走ったあとに、ドキドキ聞こえるのは何の音？

Ⓐ ドキドキは、4つの弁がつくる心音

心臓は、全身に送り出す動脈血と、もどってくる静脈血のターミナル。血液が逆流してしまわないように、4つの部屋の出口にはそれぞれ、すばやく開閉する弁がある。この弁が閉まるときに、「ドキッ」という**心音**が生じるのだ。

心房と心室の弁は、閉じるタイミングに微妙な時間差があるため、心音も「ドッ」「キッ」と2段階。運動すると収縮が速く強くなるので、心音も速く強くなる。

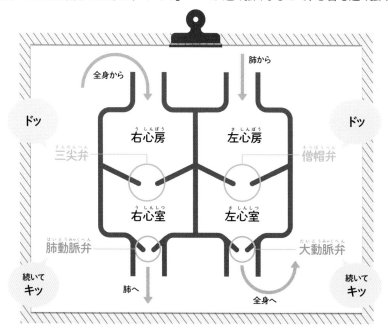

ドッ

全身から

肺から

ドッ

右心房

左心房

三尖弁

僧帽弁

右心室

左心室

肺動脈弁

大動脈弁

続いてキッ

肺へ

全身へ

続いてキッ

なぜ運動したあとも ドキドキしているの？

運動するとき、私たちの体は栄養と酸素を消費する。運動が激しいほど酸素の消費量は増えるので、心臓は酸素をふくむたくさんの血液を全身の筋肉に届けようと、強く速いテンポで収縮をくり返し、ドキドキする。心拍数は増える。これらを脳と自律神経が調節している（32ページ）。

運動後もすぐにドキドキがおさまらないのは、運動によって筋肉内にたまった二酸化炭素や老廃物をとり除こうと心臓がはたらくため。運動後もしばらくは、多くの血液を送り出す必要があるのだ。

■ 心拍数の変化 〜ソウタの場合〜

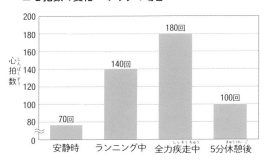

運動中や運動後は、
心臓がいつもより
強く速く打って、
たくさんの血液を
送り出しているんだ！

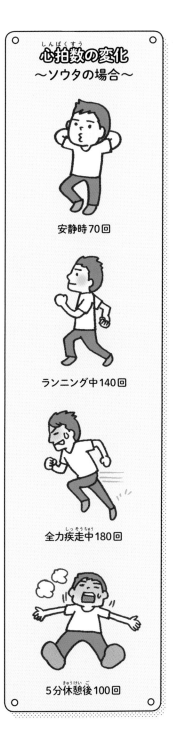

心拍数の変化
〜ソウタの場合〜

安静時 70回

ランニング中 140回

全力疾走中 180回

5分休憩後 100回

Q 休まずにドキドキと
動き続ける心臓。
一生の間に何回くらい
拍動（はくどう）するの？

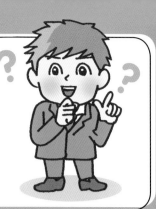

Ⓐ 寿命（じゅみょう）を80年とすると、約30億回も！

心拍数（しんぱくすう）（心臓が拍動（はくどう）する回数）は、年齢（れい）や体の状態、運動量などによっても変化するが、平均すると1分間に約70回。1日で約10万回にもなる。人間の寿命（じゅみょう）を約80年とすれば、一生で約30億回だ。

じつは、哺乳類（ほにゅうるい）が一生の間に打つ心拍数（すう）は、どの動物でも同じだといわれている（約20億回）。だから、1分間あたりの心（しん）拍数（ばくすう）が多い動物ほど寿命（じゅみょう）が短く、逆に少ないほど寿命は長くなるのだ。

ただし、人間は例外的に、心拍数（しんぱくすう）に対して寿命（じゅみょう）が長い。これは、医学の発達などによって、自然の状態よりも寿命（じゅみょう）がのびているためだとされている。

■**哺乳類（ほにゅうるい）の心拍数（しんぱくすう）と寿命（じゅみょう）** (Thayer Watkins「Animal Longevity and Scale」に記載のデータをもとに作成)

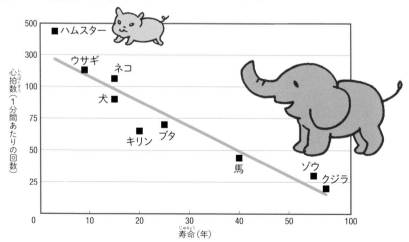

心拍数は、どのくらいがちょうどいいの？

心臓が血液を送り出すときに生じる拍動は、全身の動脈に伝わるため、脈拍を測れば心拍数を知ることができる。

中高生の安静時の心拍数は、だいたい1分間に60〜100回。しかし、日常的に激しい運動を続けているアスリートの中には、安静時の脈拍が30〜40回という人もいる。また、精神的な緊張によって、検診時の心拍数が100回を超える人もいる。

特別な理由がなく、中高生で安静時の心拍数が常に40回以下か100回以上だったら、医師の診察を受けたほうがよいだろう。

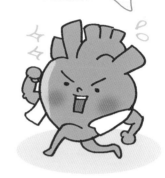

アスリートの脈拍が少ないのは、一度の拍動でより多くの血液を送り出せるからだ。

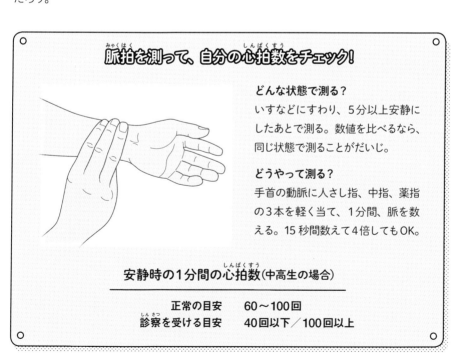

脈拍を測って、自分の心拍数をチェック！

どんな状態で測る？
いすなどにすわり、5分以上安静にしたあとで測る。数値を比べるなら、同じ状態で測ることがだいじ。

どうやって測る？
手首の動脈に人さし指、中指、薬指の3本を軽く当て、1分間、脈を数える。15秒間数えて4倍してもOK。

安静時の1分間の心拍数(中高生の場合)

正常の目安	60〜100回
診察を受ける目安	40回以下／100回以上

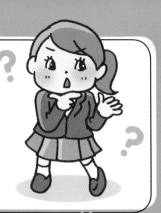

Q 心臓の大きさって
どれくらい？
1日にどれだけの量の
血液を送り出すの？

A 心臓が送り出す血液は1日に約8t！

　心臓のサイズは、にぎりこぶしよりや
や大きいくらい。右ページのイラストは、
ほぼ原寸大だ。決して大きくはないこの
臓器が、私たちの全身に血液を行きわた
らせるポンプのはたらきをになっている。
　安静にしているとき、このポンプが1回
の収縮で送り出す血液の量（**拍出量**）は、

およそ80㎖。1回ドキッと拍動するたび
に、コップ半分くらいの血液が心臓から
送り出されていることになる。心拍数が
70だとすると、1分間では約5.6ℓだか
ら、牛乳パック6本分弱。1日あたりに拍
出する血液の量は、なんと約8t分にもな
るのだ。

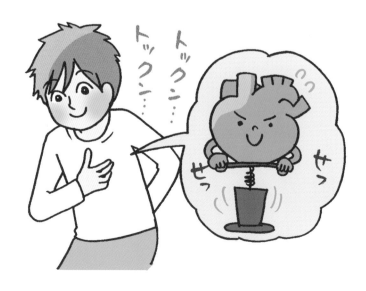

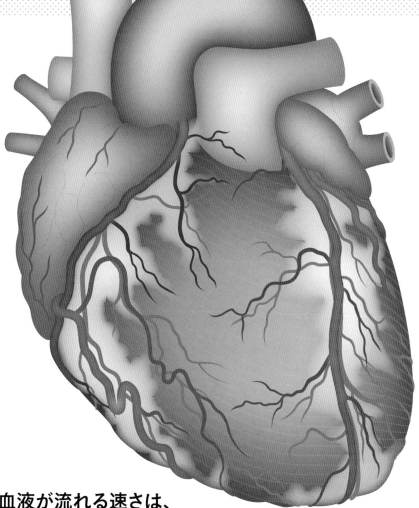

血液が流れる速さは、
大動脈で平均 時速1.8km

　心臓から送り出された血液は、まずは、直径約25mm、500円玉くらいの太さの**大動脈**を通って、脳や腎臓、肝臓などの重要な臓器に栄養を運んでいく。ここでの速さは、平均で時速約1.8km。1秒間に50cmも進む速さだ。

　動脈の血管はその先でどんどん枝分かれてして細くなっていく。体のすみずみまでのびる毛細血管では、血液は秒速1mmというゆっくりとした流れになる。

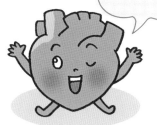

全身を一周して
心臓にもどるまでの時間は、
20秒前後と
いわれているよ。

19

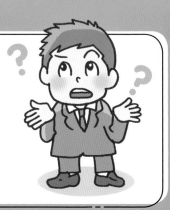

> **Q** 血の色は赤いのに、どうして血管は皮膚（ひふ）の下に青っぽく見えているの？

Ⓐ 青く見えるのは、静脈（じょうみゃく）だからかも!?

　血液には、全身へと酸素を運ぶ役割がある。心臓から送り出される**動脈血**は、酸素がたっぷりであざやかな赤色をしている。一方、心臓へともどってくる**静脈血**は二酸化炭素を多くふくみ、色は真っ赤ではなく赤黒い色だ。

　手の甲（こう）や腕（うで）の内側などで、皮膚（ひふ）の下にすけて見える血管には、この静脈血（じょうみゃくけつ）が流れている。それが皮膚を通して見ると青っぽく見えるのだ。

　動脈は、大半が体の深い部分を通っているので、すけて見えることはない。

■ 血液の循環（じゅんかん）と血液の受けわたし　　　━━ 動脈血　　━━ 静脈血（じょうみゃくけつ）

心臓へ　　肺静脈（はいじょうみゃく）　　大静脈（だいじょうみゃく）　　心臓へ

酸素を受けとる

心臓

肺　　全身

酸素をわたす

肺動脈　　肺へ　　全身へ　　大動脈

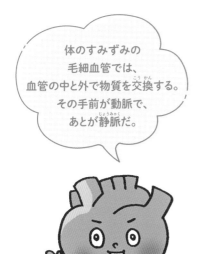

体のすみずみの
毛細血管では、
血管の中と外で物質を交換する。
その手前が動脈で、
あとが静脈だ。

出て行く血管・動脈と もどってくる血管・静脈

　心臓から出ている**大動脈**は、主要な臓器へつながる太いパイプだ。しかし、体のすみずみにまで酸素と栄養を届けるため、**動脈**はそこからどんどん枝分かれして、次第に細くなっていく。

　毛細血管と呼ばれる最も細い血管の直径は、わずか100分の1mm。毛細血管は、細胞に酸素と栄養を届けて二酸化炭素や老廃物を回収。再び集まって、やがて太い**大静脈**となる。この大静脈を通って、心臓に血液がもどっていくのだ。

血液のさまざまなはたらき

　血液にふくまれる**赤血球**が全身に酸素を運ぶことはよく知られているが、血液は酸素のほかに、栄養や老廃物、体内の活動を調節するためのホルモンなども運んでいる。これらを運ぶのは、液体成分である**血しょう**だ。血しょうには、活発にはたらく臓器や筋肉から熱をうばい、体の冷たい部分に運ぶことで、全身の体温を一定に保つはたらきもある。

　さらに、血液中の**血小板**という成分は、出血により血液が失われるのを防ぐため、血液を固めて傷をふさぐはたらきをもっている。また、**白血球**は、体内に侵入した悪い菌とたたかって、病気になるのを防ぐ役割をになっている。

■血液の成分と割合

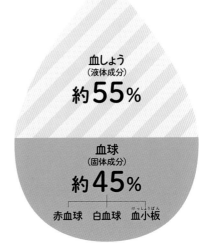

血しょう
（液体成分）
約55%

血球
（固体成分）
約45%

赤血球　白血球　血小板

Q 血圧を気にしてる
うちのおばあちゃん。
なんで血圧が高いと
いけないの？

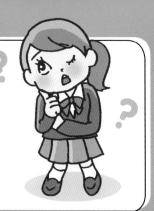

Ⓐ 血管が傷つき、多くの悪影響（あくえいきょう）が！

　血圧が高いということは、血管の壁（かべ）に向かって内側から強い圧力がかかっている状態。この状態が続くと、血管（動脈）の壁（かべ）がダメージを受け、厚くかたくなったりせばまったりして、血液の通りが悪くなる。これが**動脈硬化**（こうか）だ。

　動脈硬化（こうか）が進行すると、やがて血管がつまり、そこから先に血液を送れなくなることもある。これが心臓で起これば**心筋梗塞**（きんこうそく）、脳で起これば**脳梗塞**（のうこうそく）という病気だ。心臓や脳に血液が届かなくなるため、命にかかわる。血圧が高い状態が続くと、こうした深刻な病気にかかるリスクが高くなるのだ。

　高血圧は心臓にも負担をかける。動脈硬化（こうか）を起こして流れが悪くなっている血管に血液を送るには、そのぶん大きな力が必要になるからだ。大きな負担をかけ続ければ、やがて心臓の機能にも問題が生じかねない。

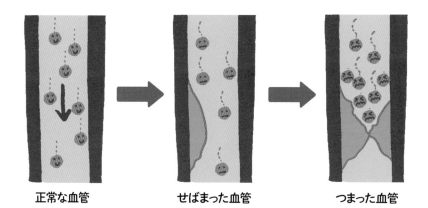

正常な血管　　　　　　せばまった血管　　　　　　つまった血管

そもそも血圧って何？

血圧は、心臓が血液を送り出すとき動脈の壁(かべ)にかかる圧力のことだ。左心室(さしん)(しっ)が縮み、一気に血液を送り出すときの最も高い血圧が、**収縮期血圧(最高血圧)**。縮んだ心室(しんしつ)がふくらんだときの最も小さい血圧を、**拡張期血圧(最低血圧)**という。

血圧の単位は、mmHg(ミリメートル水銀柱)(すいぎんちゅう)で、「115／65mmHg」のように表される。大きいほうの数字(収縮期血圧)は「上の血圧」、小さいほう(拡張期血圧)は「下の血圧」と呼ばれたりもする。

血圧は
どれくらいがいい？

血圧は、身体や精神の活動、一日の時間の変化や季節などによって、常に変化する。朝の目覚めとともに上昇を始め、日中は比較的(ひかくてき)高く、夜になると下がって、睡眠中(すいみんちゅう)は最も低くなる。また、寒い冬は高く、暑い夏は低くなる。

目安として、病院で測った血圧が**120／80mmHg未満が正常血圧**とされているが、血圧は年齢(ねんれい)とともに高くなる傾向(けいこう)がある。ちなみに、心臓よりずっと高い位置にある脳へ血液を送らなければならないキリンの血圧は、260／160mmHgと、とても高い。

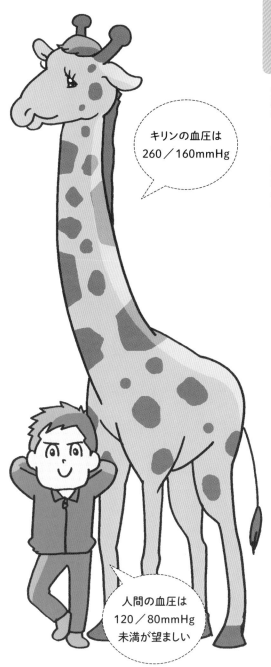

キリンの血圧は
260／160mmHg

人間の血圧は
120／80mmHg
未満が望ましい

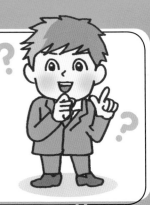

Q 朝起きられないのは
血圧が低いせいって
よく言うけど本当なの？
その理由は？

Ⓐ 起立性低血圧で立ちくらみが起こる

低血圧とは、収縮期血圧（最高血圧）が90〜100mmHg以下であることを指す場合が多い。しかし、血圧が低い人がみんな朝起きられないわけではない。

朝起きるのがつらい原因として考えられるのは、**起立性低血圧**だ。朝起きるときだけでなく、朝礼などで立っているとき、あるいはおふろから出ようと立ち上がったときにも、急に立ちくらみやめまいを感じたり、ひどい場合には倒れてしまったりすることがある。

このような症状は、「貧血」といわれることが多いが、正しい表現ではなく、じつはおもに起立性低血圧によるものだ。重力によって下半身に血液がたまり、心臓へもどる血流が減って血圧が低くなる。そのため、脳に十分な酸素が行きわたらず、立ちくらみやめまいが起こるのだ。

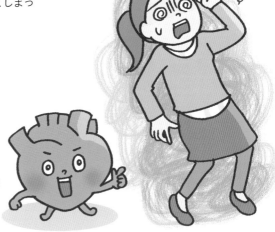

立っていて
クラクラしたり、
目の前が暗くなって
きたりしたら、
立ち続けないですわるなどして
安全を確保しよう！

正常な場合

起立性低血圧
の場合

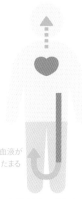

血液が
たまる

自律神経がはたら
いて、脳への血流
が保たれる。

自律神経がうまく
はたらかず、心臓、
ひいては脳への血
流が低下。

起立性低血圧の原因は、自律神経の不具合

　血液は、立位では重力の影響で下半身に集中しやすい。そこで、脳への血流を保つため、**自律神経**（内臓や血管などのはたらきを自動的に調節する神経）がはたらいて下半身の血管を収縮させ、血液を上半身にもどすしくみになっている。自律神経のはたらきが悪くなると、このしくみがうまく機能しなくなる。その一つが起立性低血圧だ。

　栄養のかたよりやストレス、不規則な生活などが原因となるほか、特に原因が見当たらないこともある。

思春期に多い起立性調節障害

　自律神経の不調が原因で起こる起立性低血圧と、それにともなうさまざまな症状を、**起立性調節障害（OD）**という。思春期に多く、遅刻や不登校にもつながりやすい。「なんだかつらい……」と感じるのは、じつは起立性調節障害が原因のこともある。保健室の先生に相談してみるのもよいだろう。

　予防するには、規則正しい生活や栄養バランスのよい食事、朝食をきちんととることなどが大切だ。ただし、すでに日常生活に影響が出ているなら、早く診察を受けよう。

ODチェック

□ 立ちくらみ、めまい
□ 立っていると気分が悪くなる
□ 入浴時や、いやなことを見聞きしたときに気分が悪くなる
□ 動悸や息切れ
□ 朝なかなか起きられず、午前中は調子が悪い
□ 顔色が青白い
□ 食欲がない
□ 腹痛
□ だるい、つかれやすい
□ 頭痛
□ 乗り物によいやすい

3つ以上当てはまるか、1つでも症状が強ければ病院で診察を受けよう!

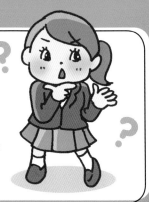

Q 朝礼や集会で倒れちゃうのは、貧血？心臓や血圧と関係ある？

Ⓐ 貧血は、血圧ではなく血液の問題

よく、学校の朝礼や集会で気分が悪くなったり倒れたりしてしまうことを「貧血」ということがあるけれど、これは正しくはない。起立性低血圧で脳への血流が不足してしまったのだ。

一方、貧血は、血圧ではなく血液の中味の問題で、血液中の**赤血球**や**ヘモグロビン**が少なくなっている状態を指す。ヘモグロビンは、赤血球の中にふくまれていて、体中の細胞に酸素を運ぶはたらき

をしている。ヘモグロビンが少なくなると、細胞が酸素不足になり、めまいやだるさ、集中力の低下などが起こるのだ。

貧血のなかでも、思春期に多い**鉄欠乏性貧血**は、ヘモグロビンのおもな成分である鉄が不足することで起こる。急激に成長する思春期には、大人の2〜3倍もの鉄が必要だ。月経により鉄が失われる女子は特に、バランスのよい食事で鉄分を摂取するよう心がける必要がある。

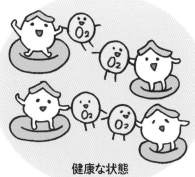

健康な状態
➡酸素を十分に運べる

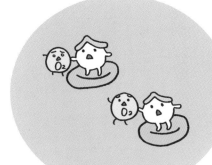

ヘモグロビンが不足
➡酸素を十分に運べない

貧血の症状は？

貧血は意外に見のがされやすく、軽く考えて治療を受けていない人も多い。しかし、体がだるい、集中力が続かない、学力がのびないといった悩みは、貧血が原因の場合もある。

皮膚やくちびるに血の気がない、下まぶたの内側が白い、口の端が切れやすい、つめが白っぽく割れやすい、つめが平らになったりスプーン状になったりしている、氷をたくさん食べたくなるなどの症状があれば、貧血の可能性がある。病院で診察を受けよう。

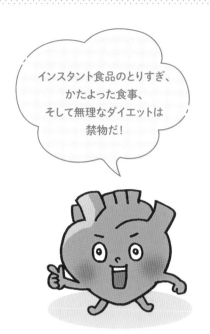

インスタント食品のとりすぎ、かたよった食事、そして無理なダイエットは禁物だ！

■鉄を多くふくむ食品

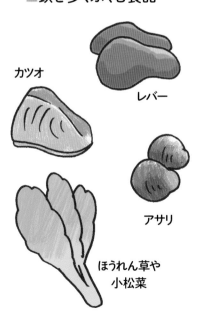

カツオ

レバー

アサリ

ほうれん草や小松菜

スポーツ貧血って何？

スポーツをしている人は、激しい運動をすること、筋肉量が多いことから、体がたくさんの酸素を使う。そのため、より多くの鉄が必要だ。しかも、大量の汗をかくので、失われる鉄の量も多くなる。こうした理由から、スポーツをする人は貧血になりやすい。これがいわゆる**スポーツ貧血**だ。予防のためには、食事からしっかりと鉄分を摂取しよう。

また、個人差はあるが、長距離走やバレーボール、バスケットボール、剣道などの選手には、持続的に足のかかとを強く打ちつけていることで、貧血を発症する人もいる。これは衝撃によって、足裏の毛細血管内の赤血球がこわされてしまうことが原因だ。

動き続ける心臓がつかれないのはなぜ？

心筋は疲労物質をエネルギー源にできる。
さらに、酸素と栄養もたっぷりと供給されている！

命が終わるときまで、ひとときも休むことなく動き続ける心臓の筋肉・心筋。心筋は、つかれてパフォーマンスが悪くなったり、がんばった次の日に筋肉痛になったりすることのない優秀な筋肉です。

人間の体を構成する細胞は約60兆個といわれていますが、体内では毎日、古くなった細胞と新しく増殖した細胞が入れかわり、新しい皮膚や筋肉、臓器をつくっています。

細胞が更新されるスピードは、年齢や細胞の種類などによってもちがいますが、例えば皮膚なら約1か月、筋肉は約200日、脳や肝臓、腎臓も約1年ですべて入れかわるといわれています。

それなら、ハードワークを続ける心臓はさぞかし速いスピードで細胞が入れかわっているのかと思いきや、なんと心筋細胞は生まれたときのまま、ほぼ入れかわることがない特殊な細胞です。それなのに、なぜ心臓はつかれ知らずで動き続けられるのでしょう。

心筋も、特殊とはいえ筋肉なので、動き続けることによって疲労物質（乳酸）がたまります。しかし心筋は、その乳酸さえもエネルギー源として活用することができるのです。

さらに心臓は、大量の血液を受けとっているため、酸素と栄養をたっぷりととりこむことができます。心臓が受けとる血液の量は、体全体の血液の5％ほど。骨格筋が受けとる血液の量は全体の15％ですが、心臓よりも骨格筋のほうがずっと重量が大きいことを考えると、心臓は重量あたり骨格筋の約20倍もの血液を受けとっていることになります。そうしたこともあり、心臓はつかれることがないのです。

ただし、動脈硬化（22ページ）によって心臓の筋肉に血液を送る動脈がせまくなったりふさがれたりすると、心臓は酸素不足になり、痛みを起こすだけでなく、心筋細胞が死んでしまうこともあります。そうなれば、命の危険もあるのです。

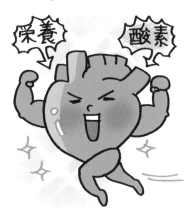
栄養　酸素

PART
2

思春期と心臓

恋愛感情や緊張で、心臓がドキドキ。

思春期は特にそんな経験をすることも多いだろう。

このパートでは心と心臓の関係を中心に説明しよう。

人のココロは心臓にある!?

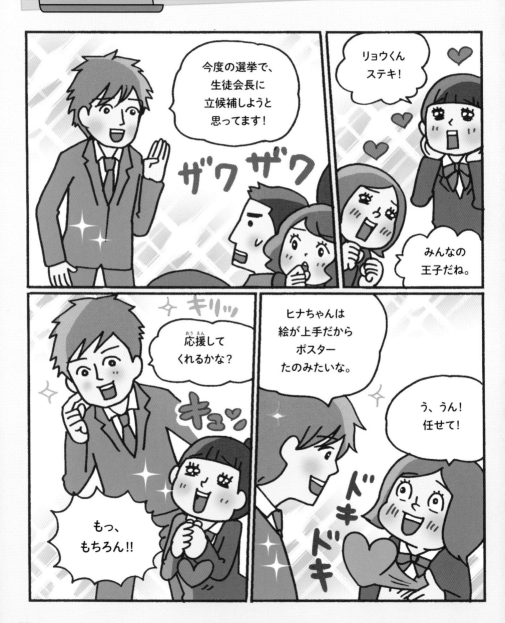

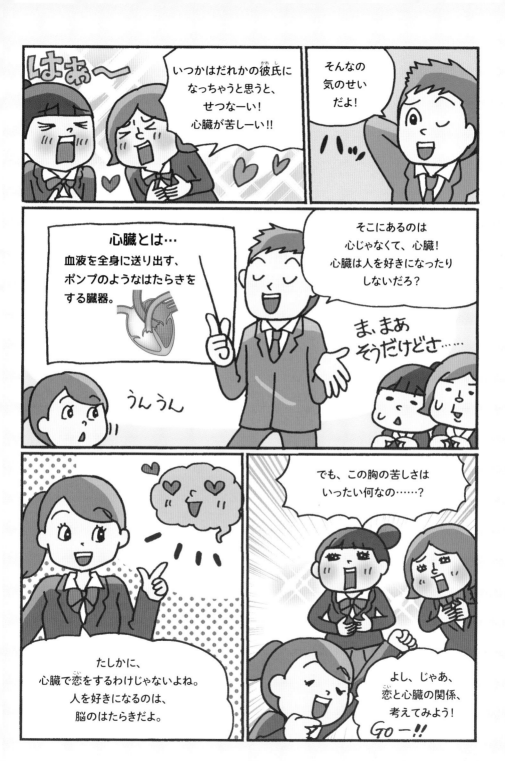

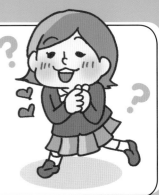

Q 好きな子に
話しかけられると
胸がドキドキしちゃう。
これってどうして？

Ⓐ ズバリ、緊急事態（きんきゅう）に備えているから！

　好きな人に話しかけられて胸がドキドキするのは、**自律神経**のはたらきによるものだ。自律神経とは、内臓や血管などのはたらきを自動的に調節する神経で、アクセルのようなはたらきをする**交感神経**と、反対にブレーキのようなはたらきをする**副交感神経**からなる。

　好きな人に話しかけられてドキドキしているときは、交感神経が活発になっている。交感神経は、緊急事態（きんきゅう）を察知すると、直ちにfight or flight（ファイト オア フライト）（たたかうか逃（に）げるか）の反応をするためにはたらく。最大限の運動能力を発揮できるように体の状態を整えるのだ。胸のドキドキは、心拍数（しんぱくすう）を増やし、血流をよくして、緊急事態（きんきゅう）に備えている証拠（しょうこ）だ。

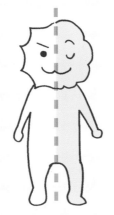

交感神経

おもに日中に活発になり、
心身を活動的にする。

- 心拍数（しんぱくすう）を増やす
- 血圧を上昇（じょうしょう）させる
- 胃腸のはたらきをおさえる
- 筋肉を緊張（きんちょう）させる
- 発汗（はっかん）をうながす

副交感神経

おもに夜間に活発になり、
心身をリラックスさせる。

- 心拍数（しんぱくすう）を減らす
- 血圧を下降させる
- 胃腸のはたらきを活発にする
- 筋肉をゆるめる

緊急事態でもないのに
交感神経が発動する理由

好きな人に話しかけられたら、うれしいはず。もちろん、たたかったり逃げたりするような「緊急事態」ではない。なのに、どうして体は戦闘態勢に入ってしまうのだろうか。心理学的には、そこに「恐怖」や「不安」が混じっているからだと考えられている。

それは、「好きだという気持ちを知られたくない」「きらわれたくない」というこわさだ。どんな種類であれ、人は恐怖を感じると逃げたくなる。好きな人からつい目をそらしてしまうのも、恐怖の表れだ。交感神経はこうした恐怖に反応して、活発になってしまうんだ。

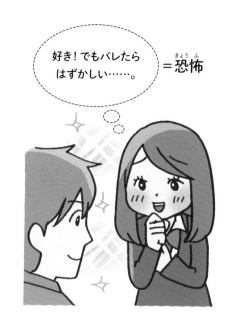

好き！でもバレたらはずかしい……。＝恐怖

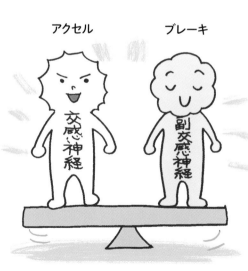

アクセル　　　ブレーキ

交感神経　　　副交感神経

自律神経は
何のためにあるのか？

自律神経は、脳から背骨の近くを通って内臓や血管へとつながる神経だ。意志とは関係なく、自律してはたらいているため、私たちが意識しなくても心臓は動き、呼吸をしたり、食べ物を消化したり、汗をかいて体温調節をしたりすることができる。

自律神経には、体の機能を興奮・加速させるはたらきをする交感神経と、鎮静・減速させるはたらきをする副交感神経があり、これらがバランスよくはたらくことによって、睡眠や呼吸、血液の循環、消化などがコントロールされている。

Q 発表会や試合前に
ドキドキして困る！
なんとかして
止める方法はないの？

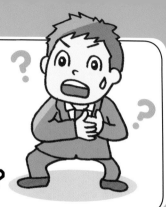

Ⓐ ゆっくりと深呼吸してコントロール

交感神経は、心配ごとやプレッシャー、緊張（きんちょう）などによっても活動を活発化させる。そのために引き起こされるのが、心拍（しんぱく）が速くなる、顔がほてる、声が上ずる、手がふるえるなど、いわゆる「あがった」状態だ。

ドキドキしたら、おなかでゆっくり息を吸ってしっかり吐（は）く、深い呼吸をしよう。ゆったりとした呼吸のリズムに体が同調して、心拍数（しんぱくすう）にブレーキをかける副交感神経のはたらきがよくなり、ドキドキはやわらぐはずだ。

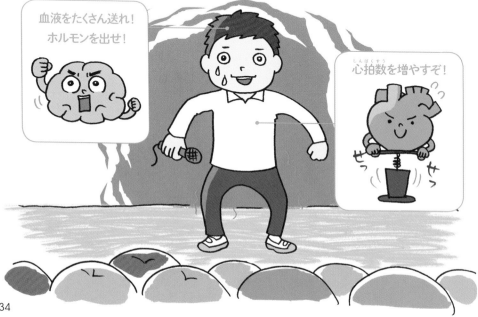

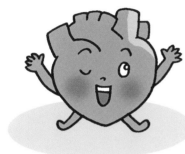

ゆっくりとおなかで
呼吸するといいぞ。
緊張を「悪いこと」と
考えないことも
だいじなんだ!

緊張しても力を発揮するには…

　みんなの前で発表するときや、だいじな試合のときなどにあがってしまうのは、「失敗したらどうしよう」「人からどう思われるだろう」と考え、不安や緊張でいっぱいになるからだ。

　緊張を適度に保ち、あがりすぎずに力を発揮するためには、ある程度の経験が必要だ。思春期の今は、経験値を上げる時期。本番中に「あがらないようにしなければ……」と、もがくのではなく、「あがって当然」と開き直り、なすべきことに意識を向けることも、力を発揮するための一つの方法だ。

決まった動作を行うルーティーンも効果的

　スポーツ選手が試合中に決まった動作を行うのを見たことがあるだろう。これはルーティーンと呼ばれるものだ。定まった一連の動作をすることで、ストレスを減らし、集中力を高めることができるとされている。どんな状況にあっても、いつも通りの動作を行うことで、心の状態もいつも通りにもどすのだ。

　腕をぶらぶらゆらす、手でグーパーをくり返すなど、緊張をほぐすのに適した自分のルーティーンを見つけ、日ごろから続けてみるのもよいだろう。

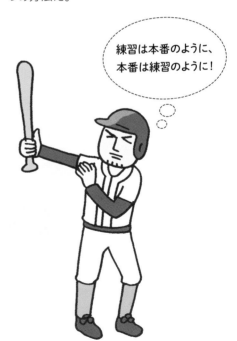

練習は本番のように、
本番は練習のように!

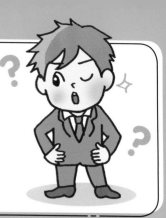

中学生の心臓は、
もう大人と同じ？
それともまだ発達中？

Ⓐ 血液の流れは、誕生とともに完成

胎児の心臓は、受精後わずか3週目からつくられ始める。4週目には左右2つの心室が現れ、7週目にはもう4つの部屋が完成する。

胎児は肺呼吸をしていないので、胎盤を通して母親の血液から酸素と栄養を受けとる。ただ、それらを体のすみずみに届け、二酸化炭素や老廃物を胎盤へともどすのは、赤ちゃん自身の心臓の力だ。

生まれた瞬間に肺呼吸が始まると、心臓から肺への血流が一気に増加する。胎盤やへその緒もなくなって、赤ちゃんの血液の流れは、私たちと全く同じように変化する。

心臓の発生と発達

精子と卵子が結びついて受精し、赤ちゃんが誕生するまでは、平均して38週。心臓は、そのかなり初期段階で発生する。
※ここでは、妊娠週数ではなく、受精後の日数で表しています。

胎芽（受精後8週まで）

受精後3週
身長（頭からおしりまでの長さ）は3〜5mm。
心臓の原型ができ、拍動を始める。

受精後4週
身長は7〜9mm、重さは約0.001g。
左右の心室ができる。

受精後7週
身長は約25mm、体重は1〜3g。
左右の心房、心室の4つの部屋が完成。

サイズが小さいぶん、心拍数は多い

心臓の機能は生まれたときに完成しているが、大人と赤ちゃんで大きくちがうのは心拍数だ。新生児（生後28日未満）の心拍数は、1分間に120〜140回。赤ちゃんの体は、成長のためにたくさんの酸素と栄養を必要とする。しかし、心臓のサイズが小さいため、十分な血液を送り出すには、速く多く収縮しなければならないのだ。成長して心臓が大きくなれば、1回の収縮で送り出す血液の量（拍出量）が多くなるため、心拍数は減っていく。

心臓が大人並みのサイズになるのは、女子は16歳、男子は20歳前後といわれている。中学生の心臓は、大人のサイズや心拍数になるまで、もう一息だ。

■ 体の各組織の発育
（スキャモンの発育曲線）

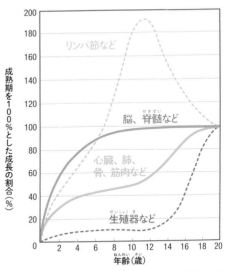

（藤井勝紀「発育発達とScammonの発育曲線」より引用・改変）

心臓や肺は、生まれてから4歳くらいまでと、12歳から18歳くらいで大きく成長することがわかる。

胎児（受精後8週以降）

左のエコー画像は受精後8週の胎児。この段階で心臓はほぼ完成している。右は受精後29週。新生児と同じくらいにはっきりと顔がわかる。

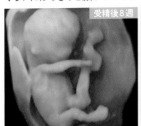
受精後8週

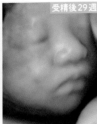
受精後29週

（画像提供：埼玉医科大学総合医療センター 馬場一憲先生）

新生児（受精後38週）

身長50cm。体重3000g。誕生。肺呼吸が始まり、肺循環が確立。

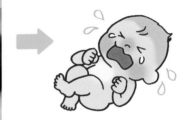

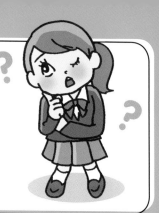

Q ときどき胸の
あたりが痛くなる。
これって心臓の病気
なのかな？

（A）思春期の胸痛は、ほぼ心臓病ではない

心臓のあたりにチクチク、ピリピリとした痛みがある。あるいはズキーン、グーッと押されるような痛みを感じて、受診する思春期の子どもは少なくない。

しかし、痛みの原因が心臓であることは少ない。肺や気管支、胸の筋肉や骨、神経、消化器官の問題、または精神的な問題であることがほとんどだ。女子に多く見られるが、20歳くらいまでには自然に消えてしまうことが多い。

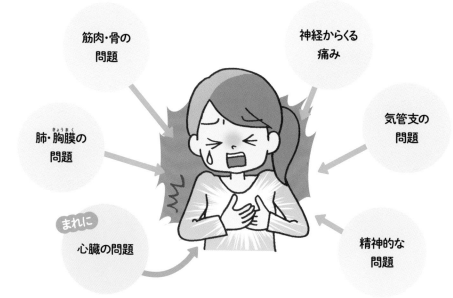

筋肉・骨の
問題

神経からくる
痛み

肺・胸膜の
問題

気管支の
問題

まれに
心臓の問題

精神的な
問題

痛みの状態をチェック！

□ 動悸（どうき）がする？
□ 呼吸が困難？
□ めまいがする？
□ 手で押（お）すと痛みが強くなる？
□ 姿勢を変えると痛みが強くなったり弱くなったりする？
□ 呼吸のしかたで痛みが強くなったり弱くなったりする？
□ 安静時でも痛む？
□ 運動時に痛む？
□ どれくらいの時間、持続する？

痛みのほかにどんな症状（しょうじょう）があるか、どんなときに痛みが出たり、痛みが変化したりするのか、医師にくわしく伝えよう。

ストレスや過労が原因の胸痛も

　検査をしても、心臓やほかの臓器に原因が何も見当たらない胸の痛みは、思春期胸痛、胸痛症候群（しょうこうぐん）などと呼ばれている。

　体の成長にともなって、胸の周りの筋肉や神経もいっしょに成長するために起こる一種の成長痛のようなものと考えられている。一方、家庭や本人がかかえる大きなストレス、過労、親しい人が心臓病で亡（な）くなったために心臓病への不安をいだいていることなども原因になるとされている。

心臓以外の病気がかくれているかも……

　肥満や喫煙（きつえん）、高血圧といった問題のない若い人では、胸の痛みが命にかかわるような心臓の病気につながることはほとんどない。

　しかし、長く続く痛みや強い痛みには、骨折や気胸（きょう）（肺に穴が開いて空気がもれる病気）、ヘルペスというウイルスによる感染症（かんせんしょう）など、心臓以外の病気がかくれている可能性もある。また、胸に痛みがあることに加えて、運動中に失神した場合は、危険な状態と考えられる。すぐにくわしい検査が必要だ。

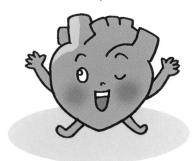

思春期の胸痛は、ごくまれに重大な病気がかくれていることもあるけど、ほとんどの場合は心配ないよ。

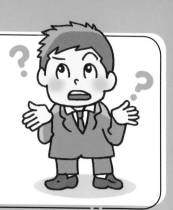

Q 学校で心臓検診をするのは何のため？胸にペタペタはって、何を調べているの？

Ⓐ 突然死の予防に役立つ心電図検査

心臓病の多くは、かぜや胃腸炎のように急にかかる病気ではない。10代の若者の突然死は、ほとんどの場合、もともと心臓の構造や機能に何らかの問題があったために起こる。つまり、あらかじめ全員が心臓検診を受けて、心臓に異常がないかどうかを調べておけば、ある程度、心臓突然死を防ぐことができる。

そこで、日本では小学校、中学校、高等学校の1年生全員に、学校での心電図検査が行われている。これは先進国の中でも、あまり類を見ないシステムだ。

心臓の発するわずかな電流を、胸と手足につけた電極がキャッチ。その波形を心電図として記録するのだ。

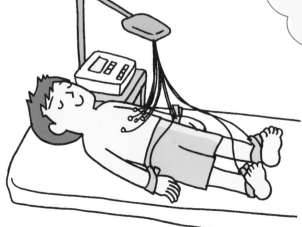

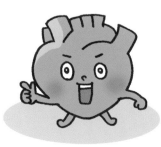

心電図でわかること

まずは心拍のリズムが正常かがわかる。さらに、検診時には**不整脈**（49ページ）がなくても、危険な不整脈を起こしそうな素地があるかが、ある程度わかる。

また、血流が足りていない部分（**虚血**）があるか、心臓にどれくらい負担がかかっているかなど、心電図には多くの情報がつまっている。

病気を発見し、その悪化や突然死を予防することが心臓検診の目的だ。2次検査の指示を受けたら、必ず病院へ行こう。

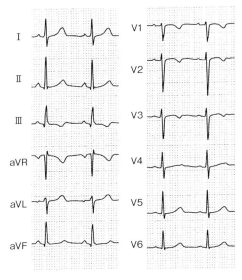

▲心電図は、上の例のように12方向の波形が記録されるのが一般的だ。

■ 電気信号の通り道

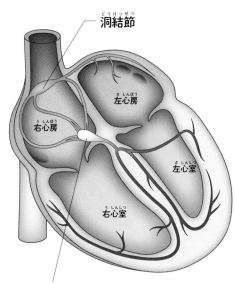

洞結節

左心房

右心房

左心室

右心室

房室結節

心臓は電気で動いている！

心臓では、右心房の上部にある天然のペースメーカー・洞結節が音頭をとり、ごく弱い、しかし規則正しい電気信号を発している。その信号が伝わって収縮する。心臓は自ら電気を発し、自分自身で動いているのだ。

洞結節から発せられた信号は、まずは左右の心房に伝わり、心房を収縮させる。次に、右心房の下部の壁にある**房室結節**という中継所を通り、左右の心室に伝わる。そのため心筋は、最初に両心房、次に両心室という順番で収縮するのだ。

私たちの心は心臓にある？

思考や感情をつかさどっているのは脳だけれど、
気持ちの変化が体に現れやすいのは、心臓のあたり。

科学が発達し、人体のしくみも次々に解明され、教育もたっぷり受けられるようになった現代の私たちは、脳が人間の行動や思考、感情をつかさどっていることを知っています。「かわいい」「かっこいい」と感じるのは脳で、「好き」「きらい」と評価を下すのも脳のはたらきです。

しかし、「心はどこにある？」という質問をすると、意外に多くの人が胸のあたりを指します。その理由は、好きな人のことを考えると胸がドキドキするとか、悩みや心配ごとがあると胸が苦しいといった実感があるためです。

「心はどこにある？」という探求の歴史は古く、最初に「心は心臓にある」という考えを表したのは、古代ギリシャの哲学者・アリストテレスだといわれています。そして、その後何世紀もの間、この考えは形を変えながらも残っていきました。

「胸がふるえる」「胸がいっぱい」「胸が張りさけそう」「胸に穴があいたよう」など、日本語にも、昔の人たちが心臓のあたりに心があると考えていたと思われる慣用句が山のようにあります。

「心」は脳のはたらきによるものだと知っている私たちが、今でもそういう言葉を違和感なく口にするのは、胸がふくらんだり高鳴ったり、ときにはしぼんだりつぶれたりする感覚が確かにあると感じているからでしょう。

いったいなぜなのか。それは、感覚や感情が自律神経にはたらきかけ、自律神経が内臓のはたらきを変化させるから。気分の変化によって、心拍の増減や拍動の強弱が生まれ、気管支が拡張したり縮んだりするのです。つまり、実際に胸が高鳴ったりおどったり、息があらくなったりするということです。

目、胃や腸といった内臓にも変化は起きるのですが、心臓や気管支の変化は、ほかの内臓に比べて感知しやすいため、私たちは胸のあたりに変化を感じ、そこに「心」があるような感覚をいだくのかもしれません。

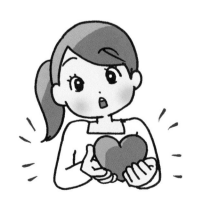

心臓にいいこと
悪いこと

びっくりしたとき、「心臓に悪い」などと言うけれど、

日常生活が心臓に影響（えいきょう）することはあるのだろうか。

すこやかな心臓を保つために、できることは何だろう？

悲しみは
心臓を傷つける!?

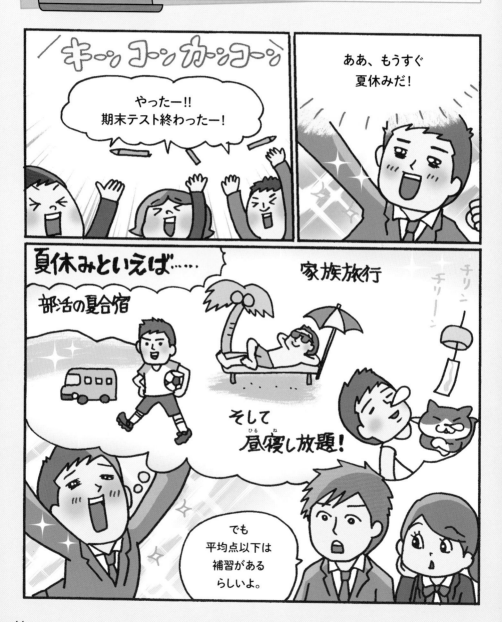

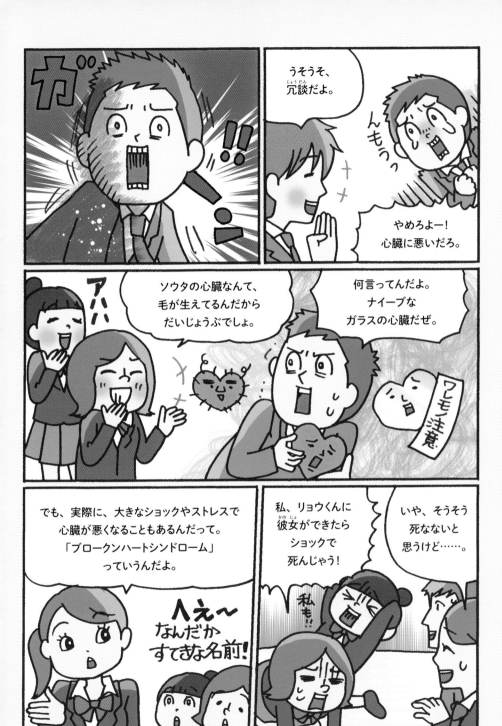

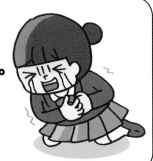

Q 好きな人に彼女ができて、胸が痛い。失恋の悲しみで死んでしまうことはある？

Ⓐ ストレスが心臓病の原因になることも

失恋の悲しみで死んでしまうことは考えにくいが、生活や環境の大きな変化によって受ける強いストレスが、心臓の病気を悪化させたり発症させたりする可能性はある。ストレスによる緊張状態が長引くと、交感神経が心臓に過度な負担をかけ続けることになってしまうからだ。

実際に、東日本大震災などの大きな災害のあとには、心臓病を発症する人が増加している。

ストレスが原因で心臓の動きに障害が起こる病気に、「ブロークンハートシンドローム」がある。これは日本人の医師が発見した「たこつぼ心筋症」の別名だ。

本来なら全体が収縮する心臓が、根もとの部分しか収縮しなくなるため、縮んだときの心臓の形がたこつぼのようになってしまう。高齢の女性に多く、数週間安静にしていれば回復することが多いが、重症になる場合もある。

正常な心臓の場合

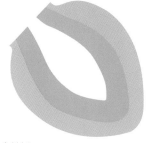

たこつぼ心筋症の場合

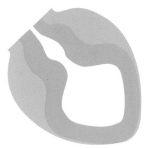

左心室の動きを表した図。緑色が拡張したとき、ピンク色が収縮したときの心筋だ。たこつぼ心筋症の場合は、左心室の先のほうが全く収縮していない。

悲しみや不安だけでなく、大きな喜びもストレスに

　毎日の生活の中にはたくさんのストレスがあり、解消しなければそれはどんどんたまっていく。

　ストレスの度合いを知るために、さまざまなできごとによるストレスの大きさを点数化した心理学の試みがある。その一部を表したのが、右の表だ。

　表を見て、「結婚」や「個人的な成功」があることに気づいただろうか。じつは、悲しみや怒り、不安だけでなく、大きな喜びもストレスになり得るのだ。

　心臓のためだけでなく、体と心の健康のために、自分に合った方法でこまめにストレスを解消しよう。

■ライフイベントのストレスの大きさ

配偶者の死	100
離婚	73
親族の死	63
ケガや病気	53
結婚	50
家族の健康上の大きな変化	44
経済状態の大きな変化	38
個人的な成功	28
就学・卒業	26
生活条件の変化	25
住居の変更	20
転校	20
食習慣の変化	15
休暇	13

1960年代にアメリカでつくられたものなので、現代の日本人にそのまま当てはまるとはいえないが、おおまかな目安として見てみよう。

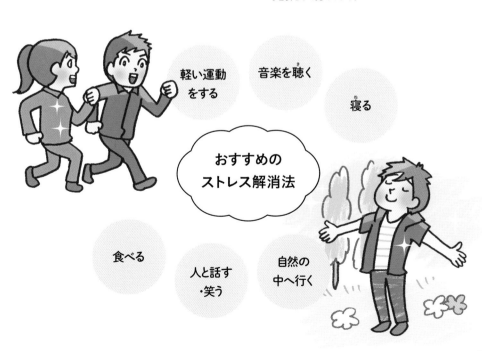

軽い運動をする

音楽を聴く

寝る

おすすめのストレス解消法

食べる

人と話す・笑う

自然の中へ行く

47

Q 心臓が悪い人は、ジェットコースターに乗ってはいけないの？

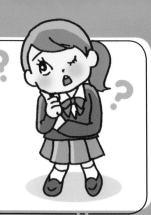

Ⓐ「だいじょうぶ！」とは言い切れない

ジェットコースターの影響による心臓病の死亡例はほとんどない。ただし、もともと病気があれば、状態が悪化する可能性はないとは言い切れない。注意事項に、「心臓の弱い方はご遠慮ください」などと書かれているのはそのためだ。

ジェットコースターでは、ゆっくりと坂を上る最初の数十秒間に、不安や恐怖によるストレスで、心拍数が急増する。激しい運動をしたときと同じレベルになるのだ。乗車後には、健康な成人の半数近くに不整脈が現れたという報告もある（ただし、ほとんどは良性の不整脈）。

心臓の病気があるけれどジェットコースターに乗りたい場合は、念のため主治医に確認しよう。

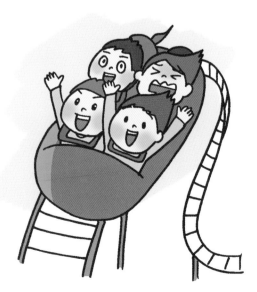

【注意事項】
次のような方はご遠慮ください。

●心臓の弱い方
●体調のすぐれない方
●妊娠中の方
●・・・・・・
●・・・・・・

不整脈は 心拍のリズムの異常

不整脈とは、心臓が拍動するリズムに異常がある状態だ。脈拍が非常に遅くなったり、速くなったり、不規則になったりするため、**動悸**やめまい、**息切れ**などの症状が起こることもある。心臓の構造異常が原因の不整脈もあるが、多くは年齢や体質によるものだ。

心臓は、自らが発する電気信号によって動いている（41ページ）。この電気信号が乱れたり、うまく伝わらなかったりすると、不整脈が起こる。つまり、不整脈は、**心臓の電気系統の故障**といえる。

通常、あまり心配のない不整脈

● 心房期外収縮
● 心室期外収縮

本来、電気を発する部分ではないところから電気信号が発生するために起こる。ときどき脈がとんだように感じる。

危険な不整脈

⚠ 心室頻拍
心室の心筋に異常が起き、非常に速いリズムで電気信号が送られるため、心室が十分な量の血液を送り出せなくなる。

⚠ 心室細動（64ページ）
心室が細かくふるえて、心臓が機能を失う。放置すれば死に直結する、最も危険な不整脈。

不整脈の種類はさまざま。まずは検査が必要

年をとるにつれて、ほとんどの人に多少の不整脈が見られるようになる。**ストレス**や**睡眠不足**、**過労**、**喫煙**、**暴飲暴食**などでも、不整脈は起こりやすくなる。ジェットコースターもきっかけの一つになりうるというわけだ。

不整脈には、治療の必要がないものから命にかかわる危険なものまで、さまざまな種類があるので、まずはきちんと診断を受ける必要がある。医療技術の進歩により、多くの不整脈は治療が可能だ。

こんな症状は危険!

● 突然、意識を失う、失いそうになる
● 急に脈拍が減り、強い息切れを感じる（1分間に40以下は要注意）
● 突然、動悸が起こる（1分間に120以上は要注意）
● 脈が速く、リズムがバラバラ

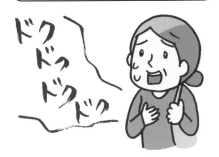

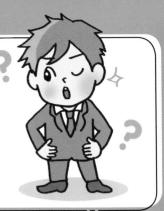

Q トレーニングで体をきたえるように、心臓もきたえることができるの？

Ⓐ トレーニングで拍出量アップが可能

部活動にランニングがとり入れられるのは、**心肺機能**を向上させるため。心肺機能とは、肺が酸素をとりこんで二酸化炭素を排出し、心臓が酸素を全身に行きわたらせるはたらきのことだ。

ランニングのような心拍数を上げるトレーニングを続けると、**肺活量**（吸ったり吐いたりできる空気の量）がアップし、肺が酸素をとりこむ効率がよくなる。さらに、呼吸に使う筋肉がきたえられるため、呼吸する力そのものも向上する。

心臓では、トレーニングによって心筋がきたえられて強くなる。すると、1回の拍動で送り出される血液の量（**拍出量**）が増えるため、心拍数が減少する。適度な運動を行うと、少ない心拍数で十分な酸素を運ぶことができ、血管のコンディションや気分もよく保て、つかれにくい体になるのだ。

ただし、心臓などに持病がある場合、どの運動レベルまでがよいか、主治医に確認しよう。

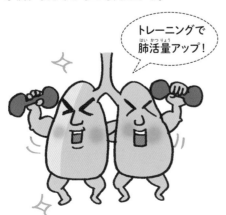

トレーニングで肺活量アップ！

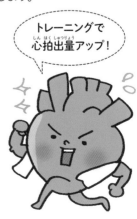

トレーニングで心拍出量アップ！

トレーニングをするときは、心拍数(しんぱくすう)を意識して

心臓をきたえるためのトレーニングは、特別なものでなくてよい。運動時には、心拍数を意識するとよいだろう。**最大心拍数(さいだいしんぱくすう)**の何%くらいまで上昇(じょうしょう)しているかが、一つの目安になる。最大心拍数(さいだいしんぱくすう)は、**220から年齢(ねんれい)を引く**と算出できる。

脂肪(しぼう)を燃やす**有酸素運動**を考えるなら、**60%くらいが目安**となる。これは「ややきつい」と感じるレベルの運動だ。

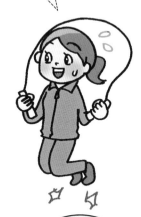

私は14歳(さい)だから、最大心拍数(さいだいしんぱくすう)は220-14=206！その60%だと、だいたい124だね。

心臓をきたえる トレーニングいろいろ

ランニング

運動経験のない人はジョギングでOK。

ウォーキング

ゆっくり歩きは効果が少ない。早歩きで。

なわとび

体幹トレーニングにもなる。

水泳

関節への負担が少なく、効率もよい。

自転車

下半身の筋力アップにも有効。

ふみ台昇降(しょうこう)

20〜30cmの高さの台を上り下り。室内で手軽にできる。

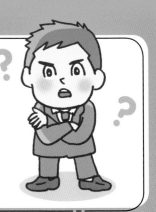

Q トレーニングを
たくさんすればするほど、
心肺機能は
アップするの？

Ⓐ トレーニングのしすぎは逆効果！

トレーニングでは、体に大きな負担が
かかる運動を行うことで、筋肉を増やした
り、身体機能を上げたりする効果をねら
う。ハードな運動をすれば、当然、体は疲
労（ひろう）する。だから、トレーニングには運動
後の回復過程が欠かせない。トレーニン
グと休養は、必ずセットで考えなければ
ならないのだ。

疲労（ひろう）回復のための休養や栄養が不十
分な状態のまま、体に大きな負担をかけ
続けると、トレーニングの効果は上がら
ない。それどころか、逆に競技成績やト
レーニングの効果が低下してしまうのだ。
このような状態は、「**オーバートレーニン
グ症候群（しょうこうぐん）**」と呼ばれる。

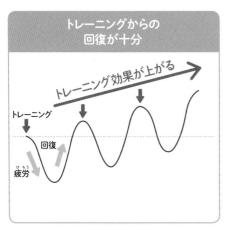

トレーニングからの
回復が十分

トレーニング効果が上がる

トレーニング
回復
疲労（ひろう）

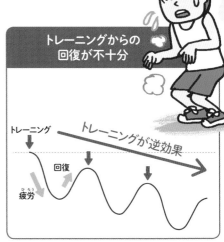

トレーニングからの
回復が不十分

トレーニングが逆効果

トレーニング
回復
疲労（ひろう）

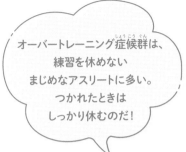

オーバートレーニング症候群は、練習を休めないまじめなアスリートに多い。つかれたときはしっかり休むのだ！

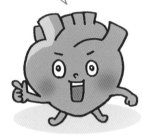

回復が不十分だと常に疲労を感じる状態に

オーバートレーニング症候群とは、トレーニングによる疲労が十分に回復しないまま積み重なり、常に疲労を感じる状態をいう。

初期のうちは、日常生活に影響はないが、競技の成績やパフォーマンスが低下する。やがて、安静時の心拍数や血圧が上がり、運動後に平常の心拍数にもどるのにも時間がかかるようになる。また、**動悸**やめまい、**だるさ**、**集中力の低下**、**不眠**、**食欲不振**といったさまざまな症状も現れ、日常生活にも支障が出てくる。

無理は禁物！しっかりと休養をとろう

試合や合宿などで通常よりも練習時間が増えたときは、オーバートレーニング症候群になりやすので要注意だ。体が完全に回復しないままトレーニングを続けてはいけない。また、睡眠不足や体調不良のときは無理をせず、トレーニングをいつもより軽くしたり中止したりして、十分に休養をとることがだいじだ。

練習量は増えているのに記録や成績が下がる、つかれがなかなかとれない、練習についていけないといった状態が続けば、オーバートレーニング症候群を疑おう。

オーバートレーニング症候群のサイン

☐ 身体的パフォーマンスが落ちている

☐ 朝起きたときの脈拍が1分間に10拍以上増えている

☐ 筋肉痛や疲労状態が続く

☐ かぜなどの感染症にかかりやすい

☐ 安静時の血圧が上がっている

☐ 意欲がなくなった

☐ 食欲が落ちている

☐ 寝つきが悪い、眠れない

☐ イライラしたり気分がしずんだりする

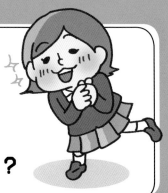

Q 「スポーツ心臓」って、
なんだか強そうで
かっこいい！
実際はどんな心臓のこと？

Ⓐ スポーツの影響で拡大・肥大した心臓

　スポーツ心臓は、長期間にわたってハイレベルなトレーニングを続けてきたアスリートの一部に見られる心臓の変化だ。具体的には、心臓そのものが大きくなったり、心筋の厚みが増したり、あるいはその両方の変化が見られたりする。

　心臓が大きくなることを心拡大、心筋が厚くなることを心肥大といい、どちらも過度になるとよくない。しかし、スポーツ心臓は、競技能力を高めるために体が適応した健康的な変化であるとされている。心臓の機能が正常なら、必ずしも治療は必要ない。競技をやめると、1年以内にもとの状態にもどるのも特徴だ。

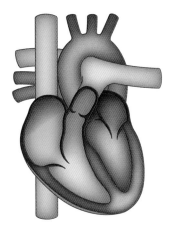

ふつうの心臓

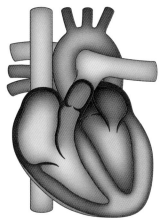

スポーツ心臓の例

ふつうの心臓と比べると、スポーツ心臓は全体的に大きく、
心筋（特に心室の壁）が厚くなっている。

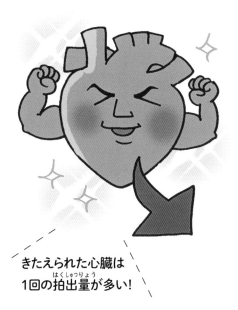

きたえられた心臓は
1回の拍出量が多い！

アスリートの
心拍数が少ない理由

　スポーツ心臓の人は、心拍数が非常に少ない。きたえられた心臓は、1回の収縮で効率よくたくさんの血液を送り出すことができるため、少ない心拍数で全身に十分な酸素を運ぶことができる。

　スポーツ心臓でなくても、アスリートの心臓はよくきたえられていて強いため、心拍数が少ない傾向がある。1分間に60〜80回が平均だが、60回を下回ることが多く、40〜50回という人もいる。

　もちろん、運動時には心拍数が上がるので、心臓からの血流量はアップする。運べる酸素の量が増え、高い競技能力を発揮できるというわけだ。

スポーツ心臓ではなく
病気の可能性も…

　スポーツ心臓は、持久力が必要なトレーニングを何年にもわたって続けてきた、高校生以上の現役アスリートのごく一部に見られる特殊な状態だ。中学生がスポーツ心臓になることは少ないので、極端に心拍数が少ない場合や、心臓が大きくなっている場合は、何か別の病気の可能性もある。

　また、昔スポーツをやっていた人で、やめてから何年もたっているのに心臓が大きい場合も、スポーツ心臓ではなく心臓の病気である可能性がある。

運動を中断して
正常化すれば
スポーツ心臓と診断しやすいが、
最初にスポーツ心臓と
診断するのは
じつは容易ではないのだ。

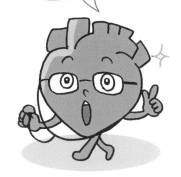

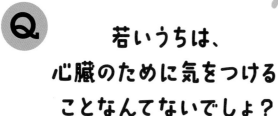 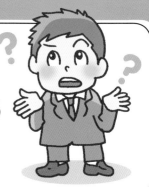

Q 若いうちは、心臓のために気をつけることなんてないでしょ？

Ⓐ ある! 今から生活習慣を整えよう!

　心臓の病気になる原因の一つは、はたらき続ける心臓が年をとること。さらに、**ストレス**や**生活習慣病**などのさまざまな要素が加わって、問題が起こる。これらの要素を心臓病の「**危険因子**」という。**高血圧**、**肥満**、**糖尿病**なども危険因子だ。

　危険因子の数が増えるほど、心臓病になるリスクはぐんと高まる。年をとることはさけられないが、若いうちからよい生活習慣を身につけておけば、心臓病の予防につながる。年をとり、病気になってから生活習慣を変えるのは簡単なことではないし、有効性もおとる。心臓を長持ちさせる生活を、今から始めよう。

■危険因子の数と心臓病のリスク

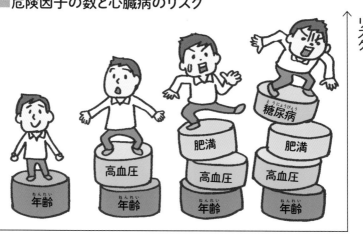

リスク

危険因子1つ　　危険因子2つ　　危険因子3つ　　危険因子4つ

心臓を長持ちさせる生活習慣

　栄養バランスの悪い食事、運動不足、睡眠不足、喫煙といった不適切な生活習慣は、肥満、糖尿病、高血圧などさまざまな問題を引き起こす。これらはすべて、心臓病の危険因子であるばかりでなく、それ自体が健康上の大きな問題だ。しかし、体質と異なり、生活習慣は自分で変えることができる。

　心臓病の危険因子を遠ざけ、健康な体を保つためには、毎日適度に体を動かす、好ききらいをせず何でも食べる、夜ふかしをしないなど、将来の自分を想像し、若いときから良好な生活習慣を身につけておくことが重要だ。

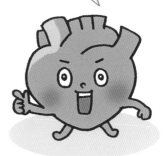

喫煙や過度の飲酒は、血管を傷つけて動脈硬化（22ページ）を引き起こすぞ！

今からできること

●健康的な食事をする

・一日3食きちんと食べる
・塩分をひかえめにする
・魚料理を食べる
・野菜、海藻、大豆製品を食べる

●肥満に注意

・毎日適度な運動をする
・おかしやインスタント食品をひかえる

●毎日しっかり睡眠をとる

●ストレスをためない

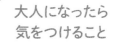

心臓病を防ぐ生活

大人になったら気をつけること

●たばこを吸わない

●お酒を飲みすぎない

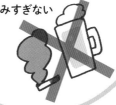

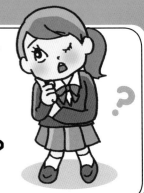

Q 「心臓がん」って聞いたことないけど、心臓はがんにならないの？

Ⓐ 心臓もがんになるが、非常に少ない

　がんは悪性腫瘍の総称で、勝手に増殖して体のほかの部位にも移り、栄養をうばって体を弱らせる病気だ。どこの細胞がんになるかで、**癌**（胃、大腸、乳房、肺など）、**肉腫**（骨や筋肉）、**白血病**、**リンパ腫**などに分けられる。

　「心臓は癌にならない」といわれるが、じつは心臓にも肉腫というがんができることがある。

　診断も治療も難しいが、そもそも心臓のがんはきわめてめずらしい。その理由としては、「心筋が細胞分裂を起こさないから」「心臓は高温なため、がん細胞が死滅してしまうから」「血流が速く、がん細胞がとりつくことができないから」「心臓自身ががんの発生をおさえるホルモンを出しているから」など、さまざまな説がある。

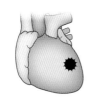

心臓のがんは、筋肉や骨などにできる「肉腫」という種類。胃がんや肺がんなどは「癌」という。

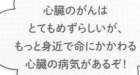

心臓のがんはとてもめずらしいが、もっと身近で命にかかわる心臓の病気があるぞ！

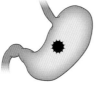

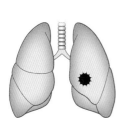

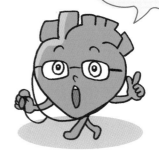

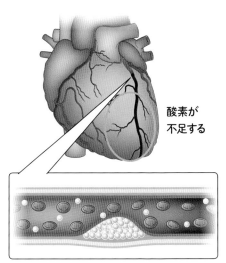

酸素が
不足する

血管がせまくなり、血流が悪くなっている

身近でこわい心臓の病気①
狭心症
きょうしんしょう

　狭心症は、心筋に血液を送っている太い動脈（冠動脈）の血流が悪くなり、**心臓が一時的な酸欠状態になる**病気。階段を上るなど、運動時に起こることが多く、おもな原因は**動脈硬化**によって冠動脈がせまくなることだ。ただし、冠動脈のけいれんが原因の狭心症もあり、これは安静時に発作が起こることがある。

　胸がしめつけられるように苦しくなり、人によってはあごや耳、みぞおちのあたりに痛みを感じることもある。必要な人には、冠動脈のせまいところの先にバイパスをつなげる手術やカテーテルによる治療（86ページ）を行うか、冠動脈のけいれんが起こらないようにする薬を使う。

身近でこわい心臓の病気②
心筋梗塞
しんきんこうそく

　血栓（血管の中で血液がかたまったもの）によって、冠動脈がふさがれ、**心筋細胞が死んでしまう**のが**心筋梗塞**だ。発症する直前まで何の症状もなく、いきなり胸や背中、首などに激しい痛みが起きる。狭心症とちがって、安静にしていても痛みはおさまらない。

　救命には直ちに治療する必要がある。対応が遅れるとふさがれた血管の血流は完全にとだえ、その先の心筋細胞はこわれて死んでしまう。そのため、心臓のはたらきが悪化したり（**心不全**）、**不整脈**が起こったりして、最悪の場合は死に至ることもある。

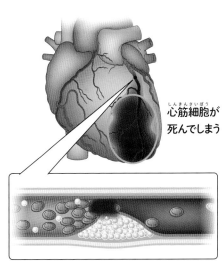

心筋細胞が
死んでしまう

血管がふさがれ、血流が止まっている

恐怖とストレスと心臓

恐怖やスリルは、たとえ楽しむためのものでもストレス。
体にもさまざまな影響を与えるので、ほどほどに。

ジェットコースターなどの絶叫マシンに乗ること、バンジージャンプやスカイダイビングをすること、あるいはお化け屋敷や心霊スポットに行くことが大好きという人がいます。日ごろあまり感じられないレベルの恐怖やスリル、心臓がドキドキする感覚を「楽しい」と感じる人たちです。

本当の命の危機に直結するような冒険を気軽に楽しむことはできませんが、アトラクションならある程度の安全が保証されています。「こわいだけで、死ぬことはない」とわかっているからこそ、私たちはその恐怖を喜びや楽しみに変えることができるのです。

しかし、たとえ死の危険がないとわかっていても、恐怖やスリルは、人間にとって、まぎれもなく精神的ストレス。心理的な興奮をもたらすだけでなく、体にも影響を与えます。ストレスによって自律神経が強く刺激されると、アドレナリンなどのホルモンがドバッと分泌されて交感神経が活発になり、闘争や逃走に備えて内臓のはたらきを変えるのです（32ページ）。

すると、瞳孔が広がり、唾液は減り、手に汗をかき、心拍数や血圧が激しい運動をしたときのように上昇します。心臓がドキドキするのはこのためです。

ちなみに、排尿は抑制されるので、恐怖のあまりおもらしをするという心配はあまりありません。

いくらスリルを「楽しんでいる」とはいっても、このような状態が一日に何度もくり返されたり、長く続いたりするのは、体にとって大きな負担かもしれません。

恐怖やスリルは、ほどほどに楽しむことがだいじ。勇気があるところを見せようとしたり、「10回乗った！」などと自慢したりするために、無理して何度も挑戦するのは、体のためにもやめておいたほうがよいかもしれません。

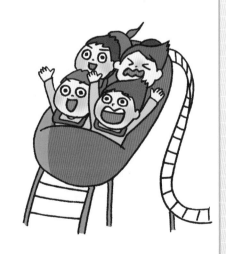

PART
4

心臓の終わりと
生命の終わり

何の前ぶれもなく、突然心臓が止まる。

そんなことが、自分自身や身近な人に起こるかもしれない。

救命処置の方法や命について考え、そして知っておこう。

PART 4
心臓の終わりと
生命の終わり

どうする!?
心臓の危機

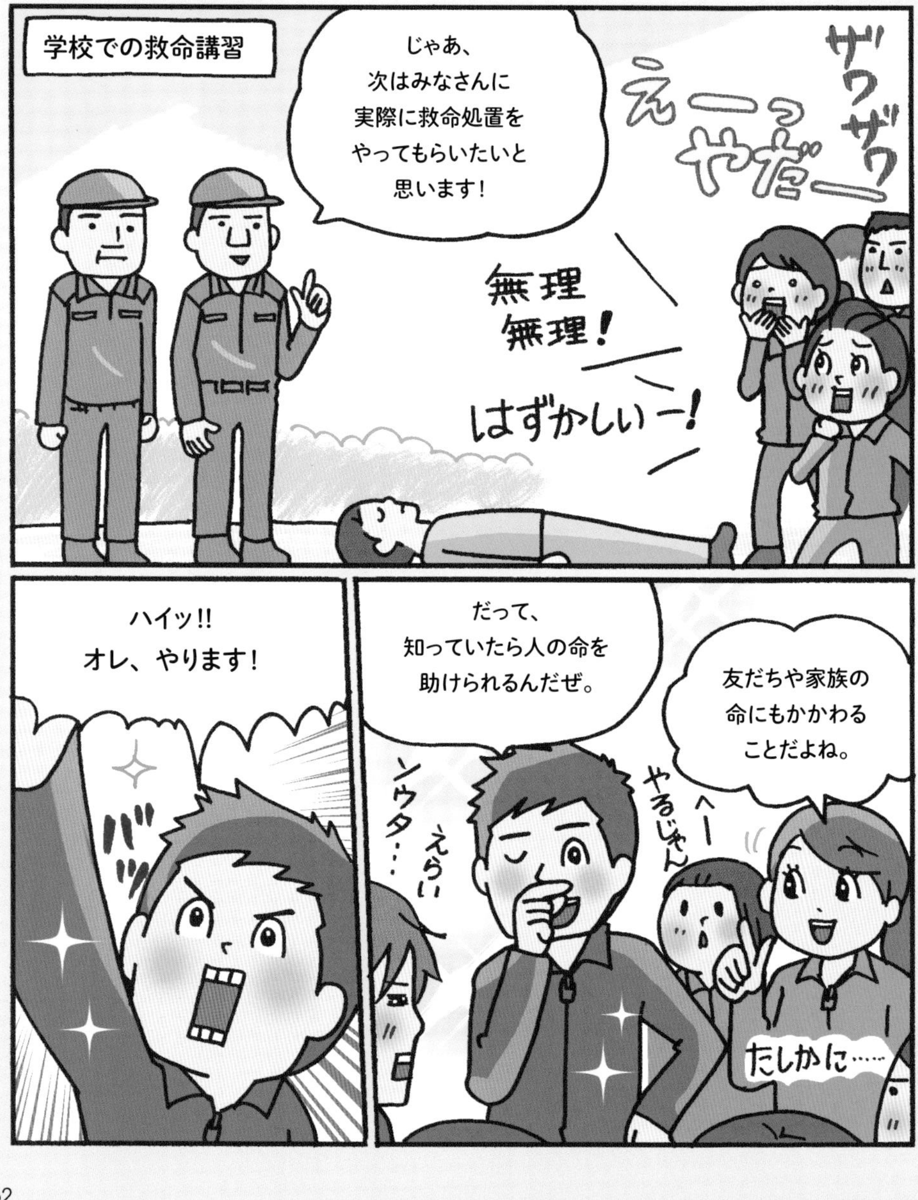

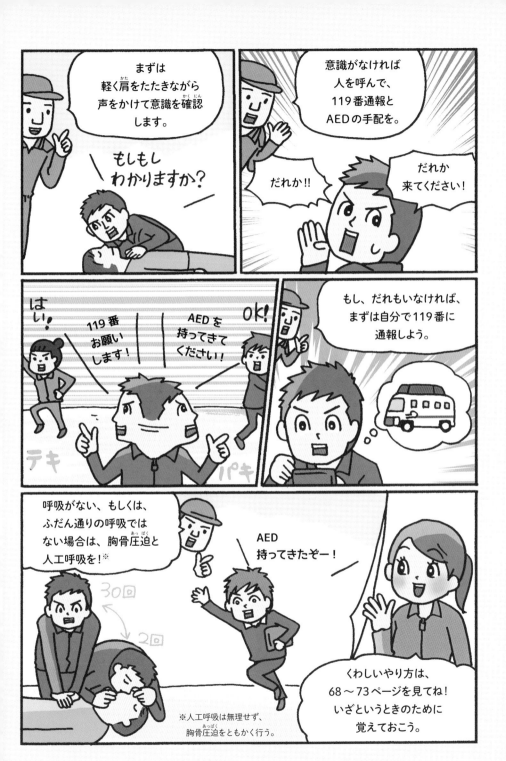

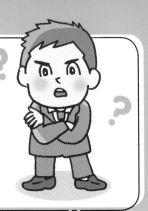

Ⓐ 心臓突然死の80%が心室細動

　それまで元気だった人が、ある日突然命を落とす。発症から24時間以内の急死を**突然死**といい、その60%以上を心臓病がしめている。そして、心臓病による急死、すなわち**心臓突然死**のうち80%は、**心室細動**という不整脈によるものだ。

　不整脈は、心拍のリズムをつくるための電気系統に起こるトラブル（49ページ）だ。なかでも心室細動は死に至る危険性が非常に高い。心臓が正常に収縮できなくなって、**心停止と同じ状態**になってしまうのだ。脳に酸素が届かなくなるため、救命処置をしなければ、5分後には脳に障害が生じ、間もなく死亡してしまう。

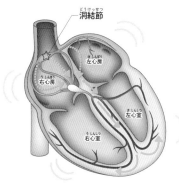

正常な心臓
洞結節から発せられた電気信号が正しく伝わり、心房と心室がそれぞれ規則正しく収縮している。

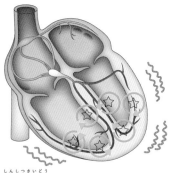

心室細動
心室のいたるところででたらめな電気信号が発生。心筋が無秩序にブルブルふるえて血液を送り出せない状態。

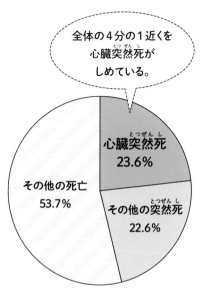

全体の4分の1近くを
心臓突然死（とつぜんし）が
しめている。

心臓突然死（とつぜんし）
23.6%

その他の死亡
53.7%

その他の突然死（とつぜんし）
22.6%

■ 学校での死亡数の内訳
（日本スポーツ振興センター資料（平成22年版
〜令和元年版）より作成）

胸部への衝撃（しょうげき）で起こる
心臓しんとう

　中学生に起こりやすい心臓突然死（とつぜんし）の原因の一つに、**心臓しんとう**がある。心臓しんとうは、脳しんとうほどよく知られてはいないが、遊びやスポーツの最中に子どもや若者に発生しやすい病気だ。それほど強い衝撃（しょうげき）でなくても、ボールやひじ、ひざなどが胸にぶつかって心室細動（しんしつさいどう）が起こり、心肺停止に至ってしまうことがある。

　発育過程で胸部がまだやわらかいため、衝撃（しょうげき）が心臓へ伝わりやすいことが原因だと考えられている。もちろん一刻も早く、救命処置をしなければならない。

他人ごとではない
心臓突然死（とつぜんし）

　日本で心臓突然死（とつぜんし）によって亡（な）くなる人の数は、毎年3万〜4万人にのぼるが、これは大人だけに限ったことではない。

　最近10年間における学校での死亡件数のうち、突然死（とつぜんし）は46％にのぼる。そのうち51％が心臓系の突然死（とつぜんし）で、ほぼ毎年10人以上が命を落としているのだ（平成21〜30年度、日本スポーツ振興（しんこう）センター調べ）。

　反応が見られず、呼吸をしていない、あるいは**死戦期呼吸（しせんきこきゅう）**（しゃくりあげるような不規則な呼吸）のある人がいたら、すぐに胸骨圧迫（あっぱく）やAED（自動体外式除細動（じょさいどう）器（き））による除細動（じょさいどう）などの救命処置が必要だ（68〜73ページ）。

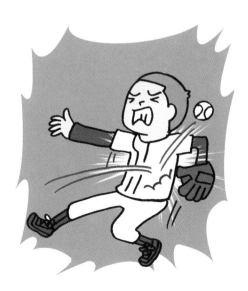

Q 心臓が止まったとき、
人間の体はどうなる？
必ず死んでしまうの？

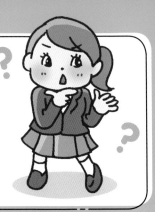

A 適切な処置をほどこさなければ死ぬ

心室細動や心停止が起きたとき、何も処置が行われなければ、数分前まで元気だった人も簡単に死んでしまう。

体内の血液循環がとだえると、脳や消化器官といった重要な臓器はすぐに酸欠状態となり、約60兆個もある全身の細胞が、次々にこわれて死んでいくのだ。

心臓のみならず肺の機能も停止し、死がせまっているのが、「**心肺停止**」の状態だ。ちなみに、心肺停止の状態が続き、もう命を救うことができない場合でも、「死亡」と診断できるのは医師だけ。医師の診断が出るまでは、日本のニュースなどでは「心肺停止」と伝えられる。

心停止から死亡まで

心臓が止まる（心停止）

心臓からの血流がとだえる心室細動も、心停止にふくまれる。

血液循環がストップ

心臓のポンプ機能が失われるため、血流が止まり、血液が循環しなくなる。

時間の経過とともに救命率は低下する

　心臓が止まって倒れたとき、近くにだれもいなければ、あるいは近くにいた人が救命処置をしなければ、助かる可能性は時間を追うごとに低下する。

　アメリカ心臓協会のガイドラインによれば、救命処置として**除細動**（電気ショック）を実施するまでの時間が1分長くなるごとに、生存率は7〜10％ずつ下がるとされている。119番に電話をして、救急車を待っている10分足らずの間にも、命が助かる確率は刻々と下がっていくのだ。だから、発見者の行動が重要だ。

　救命のためには、一分一秒でも早く胸骨圧迫を開始し、AED（自動体外式除細動器）を使用することが求められる。

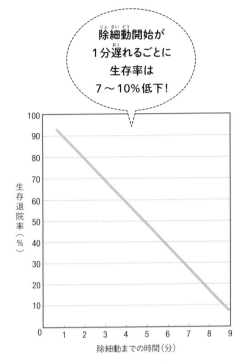

除細動開始が1分遅れるごとに生存率は7〜10％低下！

生存退院率（％）

除細動までの時間（分）

（American Heart Association「Guidelines 2000 for Cardiopulmonary Resuscitation and Emergency Cardiovascular Care」より）

➡AEDについてくわしくは70〜73ページ

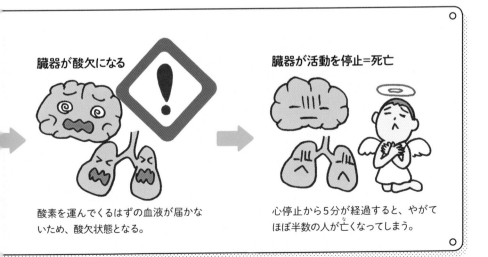

臓器が酸欠になる

酸素を運んでくるはずの血液が届かないため、酸欠状態となる。

臓器が活動を停止＝死亡

心停止から5分が経過すると、やがてほぼ半数の人が亡くなってしまう。

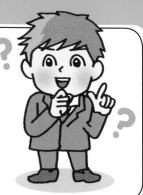

Q 一度止まった心臓を再び動かすことはできる？その方法は？

A できるかも。すぐに胸骨圧迫とAEDを!

心停止の状態から、心臓の拍動を再開させるためにまず行うべきなのは、**胸骨圧迫とAED（自動体外式除細動器）による除細動**だ。

胸骨圧迫とは、いわゆる心臓マッサージのこと。心臓のある部分を両手で強く押し、血液の循環をうながす（72ページ）。

AEDによる除細動とは、心室細動（64ページ）などで異常をきたしている心臓に専用の装置で電気ショックを与えて不整脈を止め、正常な電気信号の流れ（伝導）を回復させること。

これらの救命処置が早ければ早いほど、心拍や呼吸、意識をとりもどし、日常生活に復帰できる可能性は高くなる。

■ **一般市民による救命処置と生存率** （総務省消防庁「平成30年版救急救助の現況」より作成）

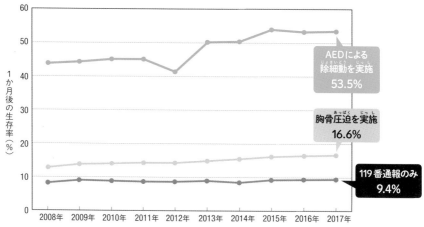

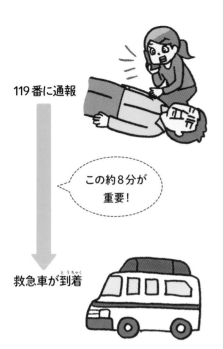

119番に通報

この約8分が
重要！

救急車が到着

救急車の到着を
待ってはいけない！

　救急車が現場に着くまでにかかる時間は、全国平均で約8分。その間、何をしたらよいかわからず、ただ救急車の到着を待っていたのでは、心停止状態の人はほとんどの場合、命を失ってしまう。その場に居合わせた人が直ちに救命処置を行うことが、命を救うカギとなるのだ。

　もし仮に、現場で救命処置をせず、救急車や病院での処置により心拍が復活したとしても、脳細胞は心停止直後から刻々とこわれ、その機能を失っている。そのため、命が助かっても、呼吸や意識をとりもどせなくなってしまう場合が多い。

救命処置に
資格や免許は不要

　胸骨圧迫やAEDによる除細動といった救命処置を行うのに、資格や免許は必要ない。やり方さえ知っていれば、小学生でもできるのだ。いざというとき、あわてたりためらったりしないよう、講習会などで訓練しておくとよい。

　目の前で倒れた人がそのまま人生を終えてしまうか、それとも一命をとりとめることができるか。それが自分の行動にかかっているとしたら、迷っている場合ではない。大切な家族や友だちのためにも、ぜひ救命処置のやり方を学んでほしい。

➡ 救命処置のやり方は72〜73ページ

地域の消防署などで
行われている救命講習には、
中学生以上ならだれでも
参加できるぞ。

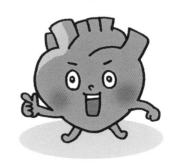

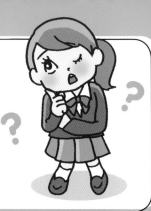

Q AEDってどんなもの？だれでも使えるって聞いたけど、中学生でもいいの？

Ⓐ 中学生も使える自動体外式除細動器（じょさいどうき）

AED（自動体外式除細動器（じょさいどうき））は、心臓がけいれんを起こしてポンプ機能を失った際に電気ショックを与（あた）え、正常なリズ（い りょう）ムにもどすための医療機器だ。電源を入れたら音声ガイドが始まるので、だれでも簡単に操作できる。中学生も積極的に

使ってほしい。

AEDは、駅や空港などの公共施設（し せつ）、学校、企業、商業施設（し せつ）やイベント会場な（き ぎょう）ど、人が多く集まるところを中心に設置されている。

■AED（自動体外式除細動器（じょさいどうき））の一例

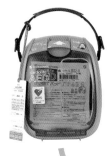

ふたを開けると…

（画像提供：日本光電工業株式会社）

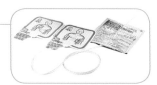

ふたについている袋を開けると、中にパッドが入っている。コードは本体に接続済み。

オレンジ色の部分がAEDの本体。この機種では、音声とともにモニターにも指示が出る。

70

使い方はすべて AED が教えてくれる

　AEDは、倒れている人の胸にパッドをはると、心臓が除細動（電気ショック）を必要としているかどうかを自動的に判断してくれる。**必要のない人に使ってしまう心配はない**ので、ためらわずにAEDを使おう（使用の手順は73ページ）。

　日本ではまだ、心肺停止で搬送される人の約5％にしか、AEDが使われていない。そのため、救命率がとても低いのだ。さまざまな団体が、AEDで助かる命があることを広める活動をしている。

AEDの設置場所を表すマーク

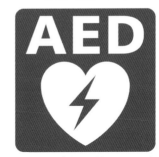

これ以外のデザインも使われているが、すべてハートに稲妻のマークだ。覚えておこう。

AEDについて広く知られるようになっていることもあり、少しずつ実施件数が増えてきている。

■一般市民がAEDによる除細動を実施した件数
（総務省消防庁「平成30年版救急救助の現況」より）

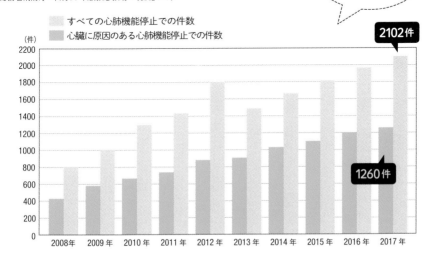

すべての心肺機能停止での件数
心臓に原因のある心肺機能停止での件数

2102件
1260件

(件)
2200
2000
1800
1600
1400
1200
1000
800
600
400
200
0

2008年　2009年　2010年　2011年　2012年　2013年　2014年　2015年　2016年　2017年

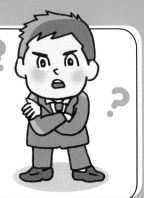

Q もしものときに備えて、
救命の方法を覚えたい！
どんな手順で行えばいい？

Ⓐ まずは胸骨圧迫。到着次第AEDを！

倒れている人がいたら、まずは近づいて声をかけ、意識、呼吸、脈拍を確認。意識がなければ、大きな声で助けを求め、救急車やAEDの手配をたのもう。

呼吸や脈拍がない場合、また、呼吸が正常でないときも、直ちに胸骨圧迫を開始。一人で長時間続けるのは難しいので、交代してくれる人がいるとよい。

そして、AEDが手もとに届いたら、一刻も早く使用するのだ。

胸骨圧迫 胸骨圧迫は、止まった心臓のかわりに全身へ血液を送る唯一の方法だ。両方の乳首の真ん中あたり、**胸骨の下半分**を圧迫する。

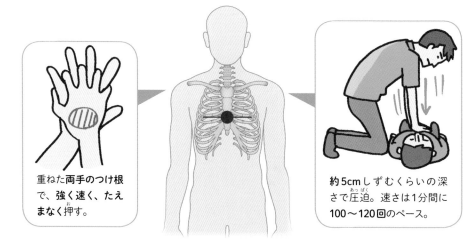

重ねた**両手のつけ根**で、強く速く、たえまなく押す。

約5cmしずむくらいの深さで圧迫。速さは1分間に100〜120回のペース。

AED

　AEDにはいくつかの種類があるが、どのメーカーのどの機種も、初めて使う人でも正しくあつかえるよう、音声、絵や色、点滅するライトを使って、わかりやすくつくられている。

　ふたを開けたらまずは電源を入れる（ふたを開けるだけで自動的に電源が入る機種もある）。電源が入ると音声ガイドが始まる。ガイドに従い、倒れている人の胸にパッドをはろう。すると、AEDが倒れている人の状態を判断して適切な指示を出すので、指示の通りに行動するだけでOKだ。

　除細動（電気ショック）が不要な場合は、「ショックは必要ありません」などの指示が出るので、胸骨圧迫を再開しよう。

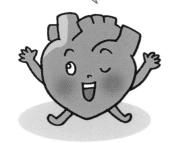

ともかく、
まずAEDの電源を入れよう！
各メーカーの
ホームページやYouTubeなどで、
くわしい使い方の動画を
見ることもできるぞ！

AEDの使用手順

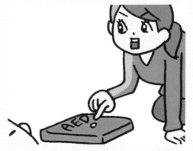

①AEDの電源を入れ、音声ガイドを聞く。

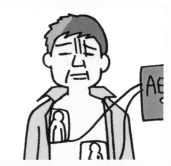

②パッドにえがかれた絵の通りにパッドをはり、皮膚にぴったりと密着させる。はる部分がぬれていれば、はる前にふく。

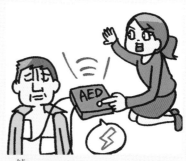

③倒れている人の体にふれずに音声ガイドの指示を待つ。ショックが必要との指示があればショックボタンを押す。ショック後は、直ちに胸骨圧迫を再開する。

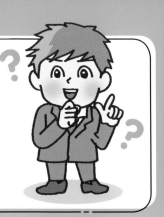

Q 「脳死」って
どういう状態？
心臓が止まることが
「死」ではないの？

Ⓐ 今は２つある「人の死」のとらえ方

昔は「心肺停止＝死」と考えられていたが、現在では必ずしもそうではない。生命活動が、再びもとにもどることのない地点を「**脳死**」と定義し、希望する人は、必要とする人に臓器を提供することができ

るようになった。

脳のはたらきが完全に失われ、人工呼吸器によって呼吸と心拍だけが一時的に保たれている「脳死」という、もう一つの「死」のとらえ方が生まれたのだ。

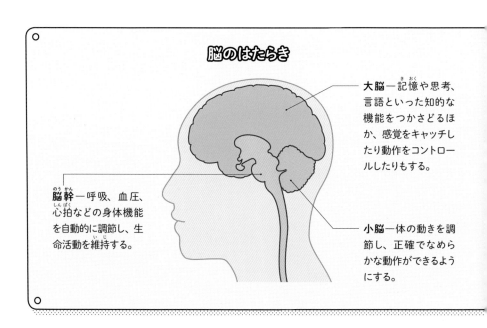

脳のはたらき

脳幹（のうかん）—呼吸、血圧、心拍などの身体機能を自動的に調節し、生命活動を維持する。

大脳（だいのう）—記憶や思考、言語といった知的な機能をつかさどるほか、感覚をキャッチしたり動作をコントロールしたりもする。

小脳（しょうのう）—体の動きを調節し、正確でなめらかな動作ができるようにする。

植物状態は脳死とは異なる

心肺停止の時間が長く、脳に大きな損傷を受けると、**植物状態**になることがある。植物状態では、大脳は正常に機能しないものの、生命機能をコントロールする脳幹や小脳は機能を保っている。動いたりコミュニケーションをとったりはできないが、多くは自分で呼吸をすることができる。まれに回復することもあり、生きている状態だ。

一方、脳死は、大脳や脳幹、小脳など、脳のすべてが機能しなくなり、もとにもどらない状態だ。人工呼吸器を外せば、すぐに心肺機能は停止して、心臓死となる。

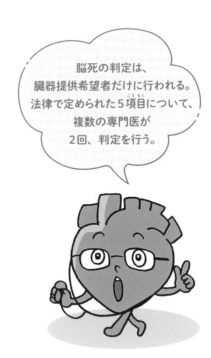

脳死の判定は、臓器提供希望者だけに行われる。法律で定められた5項目について、複数の専門医が2回、判定を行う。

植物状態

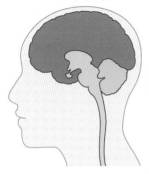

大脳の一部または全部がそこなわれた状態。脳幹や小脳が機能しているため、自発呼吸がある。まれに回復することもある。

脳死

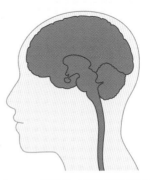

脳のすべての機能が、回復不能な段階まで低下。人工呼吸器をつけても限界があり、通常数日以内には心臓死に至る。

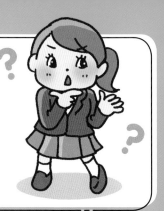

Q 移植手術って、どんな臓器でも可能？心臓も移植できるの？

A 心臓、肺、肝臓、腎臓などが移植可能

　薬や手術では治せない病気をもち、生活が困難な人、生命が危ぶまれる人には、提供された健康な臓器を植えこむ「臓器移植手術」が行われる。どんな臓器でもとはいかないが、心臓、肺、肝臓、腎臓など、多くの臓器が移植可能だ。

　臓器を提供する人のことをドナーとい

う。臓器提供には、ドナーの死後（脳死後あるいは心臓死後）に提供する場合と、生きているドナーが臓器の一部を提供する場合とがある。

　心臓の場合、生きているドナーからの提供はできず、心臓死後の提供も不可能なので、脳死後の提供のみだ。

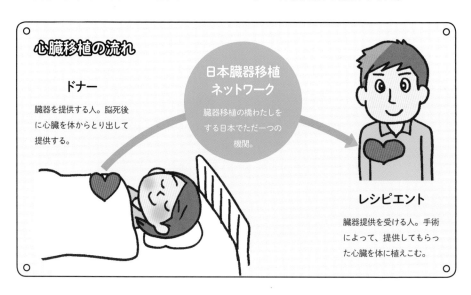

心臓移植の流れ

ドナー
臓器を提供する人。脳死後に心臓を体からとり出して提供する。

日本臓器移植ネットワーク
臓器移植の橋わたしをする日本でただ一つの機関。

レシピエント
臓器提供を受ける人。手術によって、提供してもらった心臓を体に植えこむ。

心臓移植の件数は、日本ではまだ多くはない

臓器移植手術は増えているが、日本ではまだまだドナーになる人が少なく、脳死後の心臓移植手術の件数はさらに少ない。2019年12月末までの移植希望者793人に対して、2019年に行われた心臓移植手術は84件。たくさんの人が提供を待ちながら亡くなったり、海外で手術を受けたりしているのが現状だ。

■心臓移植の件数

(日本臓器移植ネットワーク「臓器移植に関する提供件数と移植件数（各年）」より作成)

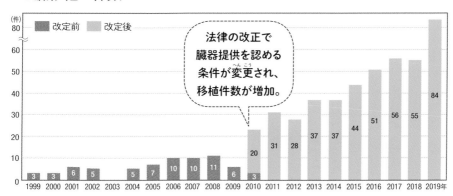

法律の改正で臓器提供を認める条件が変更され、移植件数が増加。

年	1999	2000	2001	2002	2003	2004	2005	2006	2007	2008	2009	2010	2011	2012	2013	2014	2015	2016	2017	2018	2019
改定前	3	3	6	5		5	7	10	10	11	6	3									
改定後												20	31	28	37	37	44	51	56	55	84

臓器提供をする意思表示は15歳から有効

臓器提供の意思は、臓器提供意思表示カードや健康保険証、15歳から取得できるマイナンバーカードなどで示すことができる。また、日本臓器移植ネットワークのホームページからの登録もできる。15歳未満は、「臓器提供しない」という意思表示のみが有効だ。

臓器を提供するのは脳死後か心臓死後か選ぶことができるし、もちろん、臓器提供をしないという意思も示せる。提供したくない臓器があれば、指定することもできる。意思は何度でも変更可能だ。

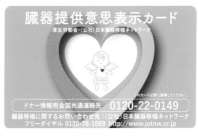

日本臓器移植ネットワークが配布している意思表示カード。3つの項目のいずれかを選び、署名・年月日を記入する。

臓器提供したい？ したくない？

ドナーになるかならないか、脳死での提供を望むか望まないか。
臓器提供の意思表示を考えることは、命を考えること。

移植医療には、臓器移植のほかにもさまざまな種類があります。

白血病などの治療のために行われる骨髄移植では、血液をつくる細胞をふくむ骨髄液をドナーから採取し、患者さんに点滴で注入します。骨髄液の提供は、生きているドナーからしか行うことができません。

組織移植は、体の組織の移植です。視力を失った人への角膜移植、激しい損傷を受けた場合の皮膚や骨の移植、心臓病の人への心臓弁の移植などがあります。移植のための組織は、亡くなったドナーから提供されます。

臓器移植のなかには、家族など生きているドナーが臓器の一部を提供する生体移植があります。肝臓、肺、小腸などは、一部を切りとってもある程度の機能を保てるため、また、腎臓は2つあり、1つだけでもふつうの生活を送れるため、生体移植が可能です。

亡くなったドナーからの臓器移植は、脳死後または心臓死後に行われます。脳死で提供できる臓器は、心臓、肺、肝臓、腎臓、膵臓、小腸、眼球です。心臓死後に提供できるのは、腎臓、膵臓、眼球です。生体移植ができない心臓に関しては、脳死のドナーからの移植に限られます。

「死」に対する考え方は人それぞれです。しかし、脳死と判定されても、まだ体が温かく、眠っているようにも見えるその状態を「死」と認めるのは、だれにとっても簡単なことではないでしょう。その一方で、臓器を提供することで、亡くなった大切な人の一部が、移植を受ける人の中で生き続けることを望み、積極的に提供したいと考える家族もいます。

脳死を受け入れるかどうかには、さまざまな考えがあり、だからこそ、本人の意思が尊重されます。臓器提供をする、しない、どちらを選ぶのも自由。気持ちが変わったらいつでも何度でも変更は可能です。ぜひ家族と話し合い、意思表示について考えてみてください。

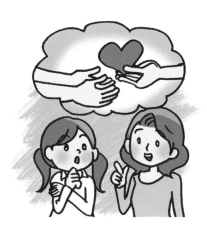

PART
5

心臓と未来

医学の進歩はめざましく、心臓に関しても例外ではない。

次々と開発される新しい技術は、

私たちの未来をどう変えていくのだろうか。

永遠に生きたい！

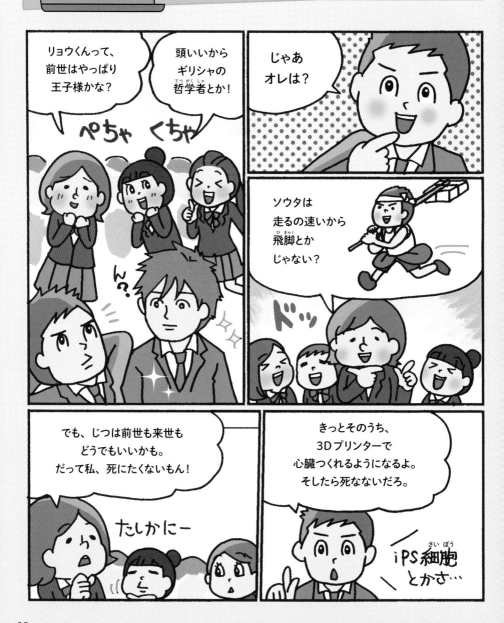

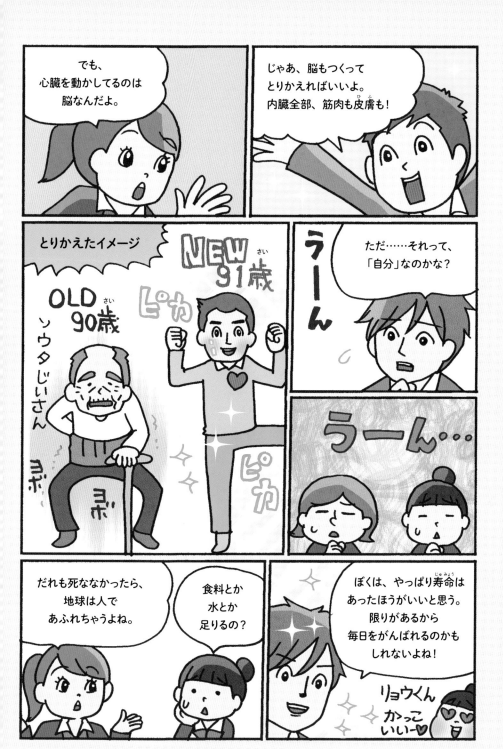

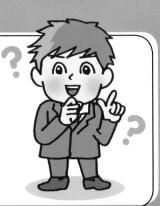

Q 心臓が止まらない ようにすれば 人は生き続けることが できるの？

Ⓐ 細胞に寿命があるので、無理

　たとえ心臓が止まらなくても、体を構成する細胞には寿命がある。人間の体は約60兆個の細胞からなり、その細胞たちは入れかわっている。新しい細胞は**細胞分裂**によって生まれるしくみだ。

　しかし、細胞が分裂できる回数には限りがある。限界まで分裂を終えた細胞は**老化細胞**と呼ばれる。老化細胞は年をと

るほど増え、さまざまな身体機能の低下をもたらす。白髪になったり、しわができたりするのも、そのせいだ。

　細胞の種類によって寿命の長さは異なる。**心筋細胞は細胞分裂をしないので**長生きだが、それでも老化はする。すべての細胞はやがて寿命をむかえるため、死をまぬかれることはできないのだ。

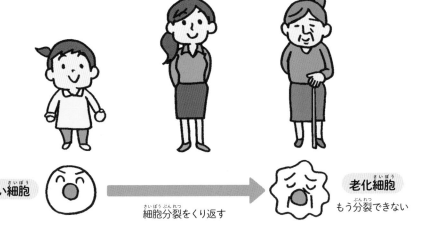

若い細胞 → 細胞分裂をくり返す → 老化細胞 もう分裂できない

最長寿命は120歳くらいが限界か!?

医療など科学技術の進歩とともに、人間の平均寿命はのび続けている。老化や死亡に関するリスクを減らせたぶんだけ長生きできるようになったということだ。

一方、122歳という最長寿命は、過去20年間更新されていない。このくらいが人間の寿命の限界だと考えられている。

この先も、平均寿命は少しずつのびていくかもしれないが、最長寿命は大幅には変わらないだろう。

■日本人の平均寿命

（厚生労働省「第22回完全生命表」より作成）

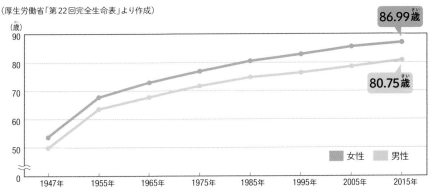

86.99歳

80.75歳

（歳）
女性　男性
1947年　1955年　1965年　1975年　1985年　1995年　2005年　2015年

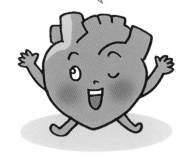

縄文時代の平均寿命は
15歳くらいだったらしい。
ほんの100年前まで、
人類の平均寿命は
50歳未満だったのだ!

元気に長生きするには
生活習慣が重要

現在の科学では寿命の限界を超えることはできないが、心がけ次第でその限界近くまで元気に長生きをすることは可能だ。

老化の度合いは、生活習慣が体に与えるダメージとその進行、体がどれくらいダメージにもちこたえられるかという、3つの要素で決まる。若いときに、食事や運動、睡眠に関するよい生活習慣を身につけ、それを続けていくことが、健康に長生きする秘訣といえるだろう。

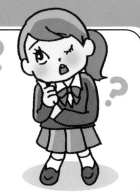

Q ペースメーカーって どんなもの？ 携帯電話の電波で 誤作動を起こすって本当？

Ⓐ 誤作動の可能性はきわめて低い

ペースメーカーは、不整脈の治療のために胸に植えこむ医療機器。心臓からの信号をキャッチして、必要に応じて心臓に電気刺激を送り、正常に近い心拍のリズムをつくり出すことができる。

ペースメーカーの動作は、周囲の電波に影響されることがあるが、携帯電話の電波によって誤作動を起こす可能性は、きわめて低いことがわかっている。

ただし、念のため、携帯電話とペースメーカーとの距離は15cm程度を保つよう呼びかけられている。電車などで混雑時に電源を切るようアナウンスがあるのもそのためだ。

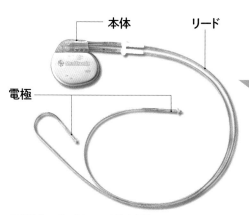

本体 リード

電極

（画像提供：日本メドトロニック株式会社）

本体は幅5cm程度の小型で重さは20gほど。本体からのびるリードを心臓に入れ、その先端の電極で電気信号を伝える。

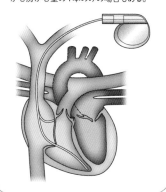

植えこんだところ

心臓の状態によっては、リードを入れるのが心房か心室の1本のみの場合もある。

電気刺激

電気ショック

植えこみ型除細動器（ICD）は、必要な場合に心臓に電気ショックを与えて正常な状態にもどす。

ペースメーカーの しくみとICD

　ペースメーカー本体は、手のひらに乗る小型サイズ。本体からのびる**リード**（導線）が、心房か心室、または両方に入れられ、心臓から出る電気信号をペースメーカー本体に、本体からの電気刺激を心臓へ伝えるしくみになっている。

　ペースメーカーと同様の植えこみ型の医療機器に、**ICD**と呼ばれる**植えこみ型除細動器**がある。ICDは、心室頻拍や心室細動（64ページ）が起きたとき、自動的に電気ショックを行うことができる。

心臓のかわりにポンプの はたらきをする人工心臓

　そのほかに、心臓のはたらきを補助するものとして、**人工心臓**がある。弱った心臓にかわってポンプ機能を果たし、血液の循環を助ける医療機器だ。おもに、心臓移植を待つ患者さんに使われている。

　昔は大きな機械だったが、今では持ち歩けるサイズになったため、手術を待つ間、退院して学校や会社に通うことも可能になった。

　まだ課題は多いが、移植までの期間限定ではなく、永久使用を目的とした人工心臓の研究開発も進んでいる。

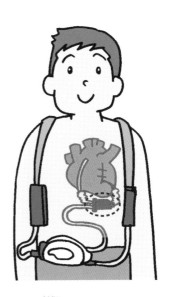

人工心臓には、患者さんの心臓とつないで使うものと、心臓をとり除いて置きかえるものがある。上のイラストは、ポンプ部分をうめこみ、心臓とつなぐタイプ。

85

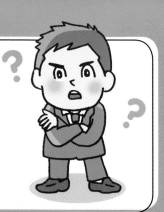

Q 心臓の病気を治療する技術は、昔と比べてどれくらい発達しているの？

A リスクが減り、回復も早くなっている

狭心症や心筋梗塞（59ページ）、不整脈など、かつては薬や外科的な手術しか治療方法のなかった病気を、今では**カテーテル**を使って治療できるようになっている。

カテーテルとは、直径約2mmの細い管だ。これを手首やひじ、脚のつけ根などの血管から入れ、心臓を内側から治療する。外科的な手術よりも、かかる時間や体への負担が格段に少ないという利点がある。カテーテルのさらなる進化によって、より複雑な治療も可能になっている。

外科手術でも、人工心肺装置を使わずに心臓を動かしたままで行う**オフポンプ手術**、内視鏡を用いることで傷口を小さくとどめる**小切開手術**など、患者さんへの負担を軽くする方法が積極的にとり入れられている。

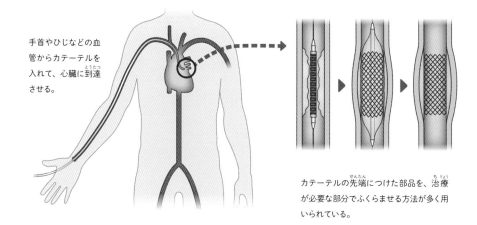

手首やひじなどの血管からカテーテルを入れて、心臓に到達させる。

カテーテルの先端につけた部品を、治療が必要な部分でふくらませる方法が多く用いられている。

進化系カテーテルによる新しい治療法

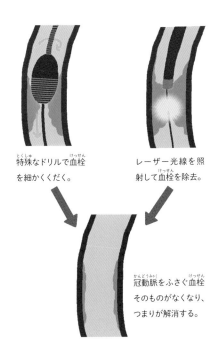

特殊なドリルで血栓を細かくくだく。

レーザー光線を照射して血栓を除去。

冠動脈をふさぐ血栓そのものがなくなり、つまりが解消する。

　狭心症や心筋梗塞の治療では、カテーテルの先端につけた特殊なドリルを使ったり、カテーテルの先端からレーザー光線を照射したりして、血栓をとり除く方法も必要に応じてとり入れられている。

　不整脈の治療では、高周波エネルギーによって原因となる患部を焼き切る**カテーテルアブレーション**が行われているが、最近では、冷たいガスを利用する**クライオ（冷凍）アブレーション**という方法が増えている。従来の方法よりも簡便で、術後の経過も良好だ。

手術支援ロボットが心臓手術でも活躍

　小切開手術では、胸を大きく切開することなく、肋骨の間を小さく切開し、そこからカメラや細長いピンセット、はさみなどを入れて患部を修復する。手術には非常に高い技術が求められる。そこで活躍するのが、**手術支援ロボット**だ。

　ロボットを用いた手術の場合、医師は患者さんの体ではなく、操作ボックスに向かってすわり、拡大された3D画像を見ながら、自分の手以上に精密で繊細な動きが可能なロボットアームを操作して、手術を行う。

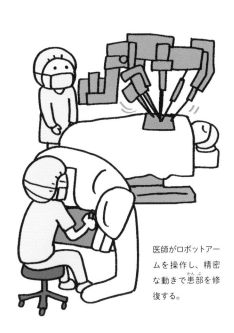

医師がロボットアームを操作し、精密な動きで患部を修復する。

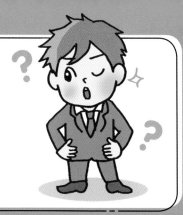

再生医療って、心臓の治療にも使われているの？iPS細胞は？

Ａ 細胞シートなどを使った再生医療に期待

　これまで、重い心臓の病気で、心臓の機能がそこなわれてしまった患者さんは、心臓移植や人工心臓にたよるしか方法がなかった。

　しかし、近年、本人の筋肉組織の細胞を培養してつくった**細胞シート**を移植するという新しい治療が始まった。心臓を構成する心筋細胞は細胞分裂をしないため、新しく生まれかわることができないが、新しい細胞を移植することで組織が修復され、機能が改善するという。

　この細胞シートを、iPS細胞でつくった心筋細胞からつくるという治療法も、実用化に向けて動いている。

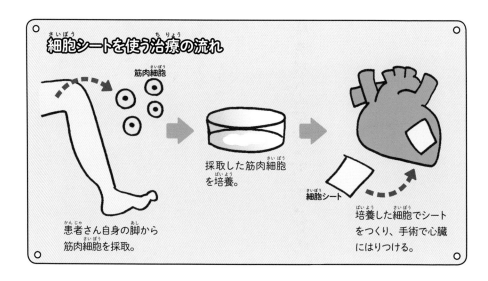

細胞シートを使う治療の流れ

筋肉細胞

採取した筋肉細胞を培養。

細胞シート

患者さん自身の脚から筋肉細胞を採取。

培養した細胞でシートをつくり、手術で心臓にはりつける。

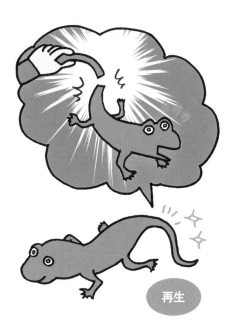

再生

組織や臓器の再生を目指すのが再生医療

　切れても生えかわるトカゲのしっぽのように、人間の細胞も再生をくり返している。髪の毛やつめがのびたり、傷が治ったりするのも、細胞が再生しているからだ。とはいえ、大きな損傷はもと通りに再生できないし、心筋細胞のようにもともと再生しない細胞もある。

　そこで、人体から採取した細胞や、人工的につくった材料を利用して、病気やケガによってそこなわれた組織や臓器の再生をうながし、もとの状態へと回復させる。それが再生医療だ。

再生医療の主役は幹細胞。iPS細胞もその一種

　幹細胞は、分裂して自分と同じ細胞をつくり出す能力と、いろいろな種類の細胞に変化する能力をもつ特殊な細胞。この幹細胞のおかげで、私たちは1個の受精卵から人間に成長し、その体を維持しながら生きることができる。再生医療の主役となっているのが、この幹細胞だ。

　iPS細胞は、そんな能力をもつ幹細胞を人工的につくったものである。iPS細胞も、いろいろな種類の細胞に変化できることから、再生医療での活用が期待されているのだ。

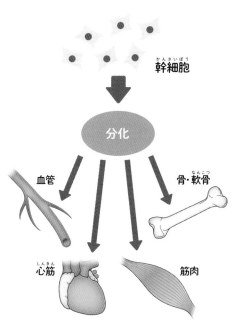

幹細胞

分化

血管

骨・軟骨

心筋

筋肉

89

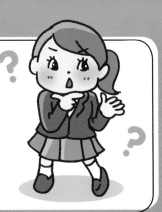

Q 最新技術を使えば、機械ではない心臓を人工的につくることもできるんじゃない？

（A）できそう!? でも、まだまだ時間が必要

　再生医療の最終目標は、**組織や臓器を丸ごと再生すること**だ。それが可能になれば、臓器移植のドナー不足という問題は解消され、これまで治せなかった病気も治せるようになる。

　動物の体内で人間の臓器をつくる実験や、生きた細胞を使った3Dプリント技術の利用など、世界中で研究開発が進んでいるが、実用化にはまだまだ時間がかかりそうだ。

■将来的にはこんなことも…

3Dプリンターで
臓器を作成

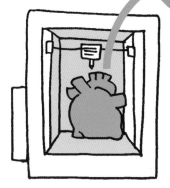

人間の体に
移植

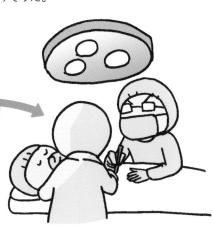

ドナー不足が解消し、
多くの患者さんの
病気を治せるように！

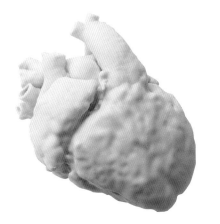

3Dプリンターで
医療が大きくかわる！

進化する3Dプリンターは、医療の分野でも幅広く使われている。例えば、コンピューターで撮影した体の断面の画像を使えば、個人の臓器のモデルを内部までそっくりそのままつくることができる。

すでに、医療の現場では、骨格モデルを使ってオーダーメイドの人工関節をつくったり、臓器モデルを示しながら患者さんへ手術の説明を行ったりという形で、3Dプリンターが活用されている。難易度の高い心臓手術のシミュレーションなどにも役立てられているのだ。

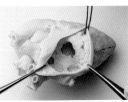

患者さんの検査データをもとに、実物大でつくられる心臓モデル。内部の構造まで細かく再現できる。

（画像提供：株式会社クロスメディカル）

人間の細胞を使った
ミニチュア心臓も…

日々進化する技術によって、形をコピーしたモデルにとどまらず、体内で実際に機能する本物の心臓をつくる研究も進歩を続けている最中だ。

バイオプリントは、生きた細胞を3Dプリントの材料として使う技術だ。この技術を用いて、心房、心室や弁、血管、心筋など、完全な構造を備えたミニチュア心臓をつくり上げることに成功したという報告も、すでに上がっている。

自分にぴったりの、オーダーメイドの心臓を手に入れられる日が、いつか来るかもしれない。

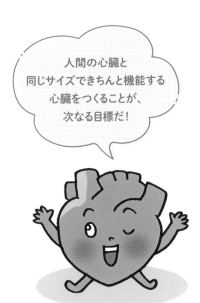

人間の心臓と
同じサイズできちんと機能する
心臓をつくることが、
次なる目標だ！

さくいん index

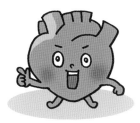

監修／増谷 聡

埼玉医科大学総合医療センター総合周産期母子医療センター
小児循環器部門准教授。医学博士。小児科、なかでも小児の心
臓病が専門。胎児や生まれつき心臓病をもつ成人も診察している。
心臓病の病態はさまざまであるため、個々の患者さんが、どう
したら元気でいきいきと生活できるかを考えながら診療にあた
っている。毎年、小中学生を対象とした心臓セミナーを主催し、
同センタースタッフとともに心肺蘇生、心血管構造や血行動態、
命の授業を行っている。

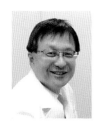

編著／WILL こども知育研究所

子ども向けの知育教材・書籍の企画・開発・編集を行う。2002年よりアフガニスタン
難民の教育支援活動に参加、2011年3月11日の東日本大震災後は、被災保育所の支援活動
を継続的に行っている。主な編著に『医療・福祉の仕事 見る知るシリーズ』、『暮らしを支
える仕事 見る知るシリーズ』、『?（ギモン）を！（かいけつ）くすりの教室』全3巻（いずれ
も保育社）、など。

からだのキセキ・のびのび探究シリーズ

悩み・ときめく 心臓

2020年4月1日発行　第1版第1刷

監　修　増谷 聡

編　著　WILL こども知育研究所

発行者　長谷川 素美

発行所　株式会社保育社
　　　　〒532-0003
　　　　大阪市淀川区宮原3-4-30
　　　　ニッセイ新大阪ビル16F
　　　　TEL 06-6398-5151
　　　　FAX 06-6398-5157
　　　　https://www.hoikusha.co.jp/

企画制作　株式会社メディカ出版
　　　　　TEL 06-6398-5048（編集）
　　　　　https://www.medica.co.jp/

編集担当　小牧明子／白土あすか
編集協力　橋本明美／清水理絵
装　　幀　大藪胤美（フレーズ）
本文イラスト　藤井昌子／吉野浩明
印刷・製本　株式会社シナノ パブリッシング プレス

ISBN978-4-586-08616-0　　　Printed and bound in Japan

乱丁・落丁がありましたら、お取り替えいたします。